U0127287

千古中醫之謎

中國經典中醫人物的醫術傳奇與養生祕方

中央電視臺《百家講壇》節目主講專家
孫立群、王立群、郝萬山、紀連海、錢文忠　著

序

郝萬山

在漫長的歷史歲月中，中華民族和世界各民族一樣，在與自然作鬥爭的同時，也從來沒有停止過跟危害人們生命健康的疾病相抗爭。從神農嘗百草開始，中華民族的先民們就踏上了認知生命、遍尋良藥、治病療傷的漫漫長路……經歷無數次的失敗，經過無數次的驗證和思考，經過若干代人的接力傳承，終於形成了獨具東方魅力的中華醫藥文化。完全可以說，在幫助人們解除病痛，護佑中華民族繁衍生息，創造璀璨奪目的文明方面，中醫發揮了極其巨大的作用。

中醫學是我們的國粹，是華夏先民研究自然、研究人和自然的關係、研究生命起源和生命發展規律、研究人體生理、病理和疾病防治方法的科學，也是建立在中國傳統文化基礎上的科學。它具有獨特而神秘的東方特色。一碗藥湯，一根銀針，常常能起到立竿見影的效果，因而，中醫一直被認為是世界上最神秘的醫學之一。然而，中醫理論的文字表述畢竟出現在兩千多年以前，其深奧複雜、術語眾多，即使是受過一些專業訓練的人，也常常難以深刻理解它的真諦，更何況接受現代科學教育成長起來的廣大民眾！

為了弘揚中醫文化，使廣大民眾能夠了解中醫的大概歷史和它的科學價值，中央電視臺

《百家講壇》欄目組策劃了大型節目《千古中醫之謎》。欄目組邀請了王立群、孫立群、錢文忠、紀連海等幾位先生和我，共同擔負起主講《千古中醫之謎》系列節目的重任。

王、孫、錢、紀幾位先生，都是觀眾喜愛的《百家講壇》的主講人，他們不但在各自的研究領域有所建樹，並且對中國傳統文化，甚至對中醫文獻都較為熟悉。為做好這個系列節目，他們查資料、訪專家，做足了功課。我做為一個中醫學子，在這裡對他們為中醫學和廣大電視觀眾所做的一切，表示誠摯的謝意。

我則借介紹中醫臨床醫學奠基人張仲景的機會，講述了張仲景的有關故事，也和電視觀眾們談了一點中醫學的基本知識和思想。但是電視節目畢竟不是大學講臺，不可能全面闡述中醫學和張仲景的學術思想以及臨床經驗，儘管如此，還是得到了廣大觀眾的厚愛，並引起了一定的共鳴，可見中醫學是深深紮根在廣大民眾心中的。

做為大眾傳媒的央視《百家講壇》和以出好書為己任的重慶出版集團，共同擔負起了挖掘和傳播中國優秀傳統文化的歷史使命，把千古名醫、當代主講人和廣大讀者緊密地聯繫在了一起。他們把主講人精采的講演，以書的形式呈現在讀者面前，讓廣大民眾與千古名醫欣然相對、心靈相通，從而共同完成一場中華醫藥文化的接力傳遞；讓更多的人了解中醫文化，關心中醫發展。這是功在當代、利在千秋的善舉，請接受我深深的敬意。

當《千古中醫之謎》出版之際，思古撫今，心潮澎湃，欣然為之序。

目錄

扁鵲篇

華佗篇

他更為神奇的地方，是不用藥，也能把病人治好。華佗是如何具體給病人診斷病情的？他與曹操的恩怨是怎麼產生的？還原華佗的身世和醫術，使我們對神醫華佗之死抱著深深的惋惜之情，同時更珍惜當今中醫學的興盛局面。

張仲景篇　066

主講人　郝萬山

張仲景被後人尊為「醫聖」。他所著的《傷寒雜病論》是中醫理論和臨床的經典。張仲景採取了「仰觀天文、俯察地理、中知人事」的中醫研究方法。他和古代中醫聖賢們創立的「辨證論治」診療方法使得中醫在臨床醫學上得以長足發展，

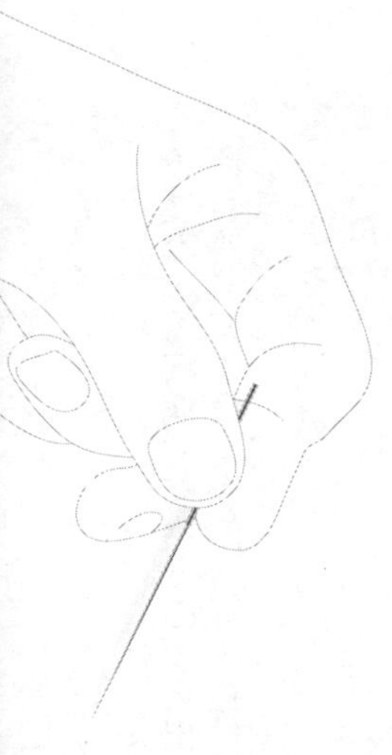

不僅為人類疾病的防治做出了突出的貢獻，
而且為未來生命科學的研究，提供了十分有價值的命題。

孫思邈篇　140

主講人　紀連海

孫思邈有「藥王」的美譽，
他所著的《備急千金要方》和《千金翼方》，被譽為中國最早的臨床醫學百科全書。
唐太宗李世民就曾寫詩稱讚他：「巍巍堂堂，百代之師」。可見他的地位之高，影響之大。
他為唐太宗的原配夫人長孫皇后「懸絲診脈」的故事流傳至今。
對孫思邈的了解愈深，我們就愈能理解中醫的精髓。

李時珍篇

主講人　錢文忠

李時珍是中國歷史上最著名的中醫藥學家之一，他用了將近三十年的時間編撰巨著《本草綱目》，此書被「進化論」的奠基人達爾文稱為「一五九六年出版的中國百科全書」。為了編撰《本草綱目》，李時珍到各地進行考察，對每一種草藥都進行了認真的核實，而且還收集了許多珍貴的民間偏方。《本草綱目》至今仍對我們的生活產生重大影響。

神醫扁鵲到底是傳說中的奇人還是真有此人？
扁鵲的「起死回生」之術，
究竟是什麼妙方？
扁鵲真的幫公扈和齊嬰做過換心手術？

扁鵲篇

扁鵲，本姓秦，名越人，勃海郡鄭（今河北任丘）人，
春秋戰國時期醫學家。年輕時曾向長桑君學醫。
做為一名民間醫生，他經常往來于齊（山東）、趙（河北）、秦（陝西）、周（河南）等地行醫。
治療婦女、小兒、老年疾病，醫術高明，擅長針灸、方藥綜合治療技術。

【一、診病聖手】

扁鵲是我國中醫理論的奠基者，他以自己的實踐首創了中醫的「四診法」，也就是我們常說的「望、聞、問、切」，並在此基礎上建立了一個比較完整的科學診斷體系。扁鵲的一生，留下了許多傳奇故事。尤其引人注目的是，司馬遷在《史記》當中專門寫了扁鵲的傳記。因此，扁鵲是中國古代第一個進入正史的醫生。

可是，這樣一位在中國醫學史上地位極其重要的名醫，卻留給後人太多的謎團。比如他為什麼會有三個名字，而究竟哪一個是他的真實名字？他到底是什麼時代的人？他妙手回春的奧秘又在哪裡呢？

祖國醫學源遠流長，博大精深。在我國醫學發展史上，出現過許多傑出的醫學家，他們以自己高超的醫術救死扶傷，治病救人，為我們所崇敬。我給大家介紹一位先秦時期的著名醫學家，他叫扁鵲。

我們先講第一個問題，關於扁鵲的三個名字和他生活的時代問題。

《史記》在講到扁鵲的時候，一開始是這樣一句話，「扁鵲者，渤海郡鄭人也。」鄭在哪兒呢？就是在今天河北的任丘一帶。又說「姓秦氏，名越人」，這裡出現了扁鵲的第二個名字：秦越人。就是說扁鵲又叫秦越人。

在《史記正義》裡，說扁鵲是「家于盧國」。盧國也是在齊國的渤海，即現在山東的長清一帶。所以，他又叫盧醫。

由上可知，扁鵲有三個名字：扁鵲、秦越人、盧醫。這究竟是怎麼回事呢？

現在普遍的看法是，扁鵲是傳說中上古時期的一位醫生，他到處行醫，治病救人，人們非常尊敬他。因為他來了以後，熱心給人治病，把人們的病都治好了，所以人們就把這個醫生比做一隻能給人帶來喜訊的喜鵲。由此可知扁鵲是一個傳說的人物。

而秦越人，應該說是確有其人，他就是《史記》上說的，在渤海郡鄭的一個大夫。盧醫則是指他出生的地方在盧國。

有人認為，扁鵲是古代醫術高超者的一個通用名詞。秦越人到處行醫，受到人們的尊敬，也會被稱為扁鵲。

因此，可以說，扁鵲原來是個傳說中的人物，但是由於他和秦越人合為一體，就成為一個令人非常可信的人物了。

不過，有一個問題卻一直困擾著人們，那就是扁鵲生活的時代十分模糊和混亂。那麼，扁鵲究竟是什麼時代的人？有關他生活年代的記載又為什麼會出現模糊和混亂的情況呢？

記載扁鵲的材料除《史記》外，還有《戰國策》、《韓非子》、《論衡》、《列子》、《說苑》等古籍，這些材料中記載的扁鵲活動的時間跨度很大。

如記載最早給蔡桓公治病的時間大約在西元前六九五年；給虢太子治病的時間在西元前六五五年左右；給趙簡子治病，在西元前五〇一年前後；給齊桓侯看病，在西元前三八五年到西元前三五七年之間。

《戰國策》記載的扁鵲見秦武公，大約在西元前三〇九年，這是他看的最後一個病人。如此一算，扁鵲活動的時間範圍在三百多年之間，這顯然太離譜了，人不可能活這麼大歲數。所以，人們很難斷定，扁鵲究竟是什麼時代的人。

我認為，秦越人做為受百姓歡迎的民間醫生，人們已經賦予了他許多傳說的色彩，因此有些活動肯定不是他所為，而是後人附加上去的，甚至有張冠李戴的可能。那麼，扁鵲究竟是什麼時代的人呢？

界定扁鵲生活的大致時代，有以下幾個方法：

第一，依據《漢書．古今人表》。班固在《古今人表》裡面，把上古到秦朝的大約一千四五百人都列入表中。他根據這些人的人品高低排列，並把扁鵲和趙簡子、越王句踐放在同一時代。趙簡子即趙鞅，春秋末年晉國正卿。越王句踐，越國國君。如此看來，扁鵲應是春秋戰國時期的人。

第二，從扁鵲行醫的故事中選擇最可信的一個，來界定扁鵲活動的具體年代。不少人認為他到秦國見秦武王的事較為可信，因為他是在秦國被害的。因此把扁鵲的生卒年代定在大約西元前四〇七年到西元前三一〇年比較合適。

第三，如果很難準確地考證出扁鵲的活動時間，說他是春秋戰國人就可以。他治病的故事，有真事也有不少是寓言，有的可信，有的不可信，不用太較真。我主張這個說法。

妙手回春的醫術奧秘

關於扁鵲的醫術，史學界一般認為，他是在長期的醫學實踐中，刻苦鑽研，不斷總結，才使得其學識與醫術達到了常人難以超越的高度，最終成為流芳千古的一代名醫。那麼，扁鵲究竟有著怎樣的醫術？他對我國醫學到底有著怎樣的獨特貢獻呢？

扁鵲在中醫發展史上具有開創性的意義。我們暫且不說今人對他的評價，看看古人對他的評價就知道他的名氣了。漢初，扁鵲就已經是家喻戶曉的人物了，人們常常在話語中提到他。漢初陸賈在《新語》中說，現在社會在發展變化，不要光看過去已有的東西，新的東西總是會不斷出現的。他說，「書不必起仲尼之門，藥不必出扁鵲之方」。意思是說，社會在變化，各種新的東西不斷出現，讀書不是只能讀孔子等人寫的儒家經典，其他的書也可以讀；藥方不是只能沿用扁鵲所創制的，其他的藥方也可以試用。這說明在當時人看來，孔子、扁鵲，這兩個人是可以相提並論的。

還有一個故事，是劉邦討伐叛亂的英布。在戰鬥中，劉邦中箭負傷，傷口愈來愈嚴重，呂后就給他找了一個醫術非常高明的大夫，但劉邦堅決不治。他說，我以平民百姓的身分提三尺之劍取天下，這是天命，我現在身體受的這個傷，就是扁鵲來了也沒用，我不治！這說明在當時人們的口頭語當中，一說起治病的大夫，最棒的就是扁鵲。所以，劉邦一張嘴，就說扁鵲來了我也不讓他治。這說明扁鵲的名聲在漢初已經很高了。

晉代有一位煉丹家叫葛洪，說扁鵲是「治疾之聖」，就是治療疾病的聖人。結合扁鵲的醫療實踐，我覺得這個評語並不過分。在中醫治療法的幾個關鍵的環節，扁鵲都有開創之功。

首先，扁鵲是切脈大師。中國古代的醫學家，早就發現了人體血脈的這種跳動和心臟是同步的。在人們長期的實踐基礎上，切脈就逐漸科學化，而在這個過程中，扁鵲有他的獨到之處。

司馬遷曾說：「至今天下言脈者，由扁鵲也。」天下談論診脈這個事，是從扁鵲開始的。扁鵲切脈是非常準的。

有一次，在晉國總攬朝政的趙簡子，突然昏倒，不省人事。人們都非常害怕，於是就把扁鵲找來了。《史記》記載：「扁鵲入視病，出。」是說進去以後看了看，然後就出來了。乍一看，非常簡單。那扁鵲是怎麼給趙簡子看病的呢？號脈。扁鵲說，病人的身體沒有問題，他現在雖然昏迷不醒，但是脈搏跳動很正常。你們不用大驚小怪，不出三日，他一定能夠醒來。我們雖然沒有看到他如何給趙簡子看病，但從他說的話，就知道他給趙簡子號脈了。扁鵲的話很準，兩天半過後，趙簡子終於醒了。這說明扁鵲號脈是很準的，他通過脈象可以斷定一個人的身體狀況。

在扁鵲之前，不是沒有切脈這一診斷技術，相反，中醫先輩們很早就通過脈象來了解病情，只是過去切脈，是順著人體的血脈一點一點由淺到深地去摸，比較麻煩。為什麼人們對扁鵲切脈的評價這麼高，是因為他發現了切脈的一個最關鍵的部位：寸口。現在中醫切脈都是摸手腕，手腕處即是寸口。據說，扁鵲也曾經用傳統的切脈方法，順著身體的血脈摸，既簡便又準確，可見在脈診上，扁鵲有他的獨到之處。正是從這個角度講，司馬遷才說「至今天下言脈者，由扁鵲也」所以這是扁鵲的一大貢獻。

司馬遷認為，中醫的脈學是從扁鵲開始的。對於這樣的評價，後世學者也有不同的見解。他們認為，春秋戰國時期，脈診就已經達到了相當水準。當時的重要醫學著作《黃帝內經》和稍晚的《難經》中，已經對脈診有許多詳細的論述。這些都說明早在兩千多年前，脈學已成為我國古代醫學的重要組成部分了。

那麼，除了脈診之外，扁鵲行醫的神奇之處又表現在哪裡呢？

有一個故事，可以說全方位地展示了扁鵲的醫術。

據《史記》記載，有一次，扁鵲帶著幾個學生路過西周分封的一個諸侯國虢國，在那裡，他們聽到大街小巷都在傳，太子死了！人們都感覺到很震驚。扁鵲想了解實情，於是一邊走一邊問。走到王宮門前，遇到一個中庶子。中庶子是王宮的侍衛大臣，就是國王身邊的人。扁鵲問，虢太子是怎麼死的？中庶子說，太子的病是血氣運行錯亂，疾病突然猛烈地爆發在體表，使內臟受到了傷害。人體的正氣不能戰勝邪氣，邪氣蓄積而不能疏泄，導致陽脈緩慢，陰脈急促，突然昏倒而死。

扁鵲根據自己的經驗，覺得太子不是真死，他說，他死了多久了？中庶子說，從雞鳴到現在。扁鵲又問，收殮了嗎？中庶子回答說，還沒有，他死去還不到半天呢。

扁鵲覺得更有希望，就很鄭重地對中庶子說，請稟告你們的國君，我是齊國渤海的秦越人，以行醫為業，未曾拜見過貴國大王，也沒有給大王效過力，請你立即稟報大王，就說我能使太子復活！

中庶子知道秦越人很有名望，但不相信他能把死去的人救活，以為他說大話，於是很不以為然地說，先生該不是胡說吧？太子已死，怎麼可能復活呢！

接著中庶子談起上古名醫俞跗，說他的醫術如何高超。他說，俞跗可以順著五臟的俞穴，然後割開皮膚，剖開肌肉，疏通經脈，結紮筋腱，按治腦髓，觸動膏肓，疏理橫膈膜，清洗腸胃，洗滌五臟，修煉精氣，改變神情氣色。先生的醫術如能像俞跗那樣高明，那麼太子就能再生了；不能做到如此，就別用這樣的話欺騙剛會笑的孩子。

扁鵲儘管對中庶子的話很反感，但並沒有著急，只是感慨地說，您說的那些治療方法，就像從竹管中看天，從縫隙中看花紋一樣小而不全。我行醫多年，像太子這樣的病人見過很多。只要知道體表的病，就能推斷內臟的病；只要知道疾病內在的原因，就能推知外在的表現。我決斷的方法很多，不會只停留在一個角度看問題。你如果認為我說的不真實，你現在就進宮去看看太子，你會發現他的耳朵還有聽覺，鼻翼還在微微張動，順著他的兩條腿往上摸，還會感覺溫熱沒有消失。

中庶子聽扁鵲說得這麼肯定，不禁驚呆了，他趕緊進宮，把扁鵲的話稟告國君。國君又驚又喜，立即傳令請扁鵲進宮。他對扁鵲表示感謝，說著還掉下了眼淚。

扁鵲根據大家談論的病情，斷定太子並沒有死，他說，我認為太子的病是「尸厥（假死，類似昏厥）」，此刻他正處於昏迷狀態，手腳冰涼，脈搏微弱，乍一看就像死了一樣，其實並沒有死。懂得五臟六腑道理的人就可以治好這個病。

國君聽了大為折服，馬上請扁鵲進太子的房間治病。扁鵲來到太子面前，仔細觀察了太子的氣色，給他切了脈，又解開太子的衣帶，摸了摸太子的胸口。然後，叫弟子子陽磨好針具，在太子頭頂中央凹陷處的百會穴上扎了針。過了一會兒，太子果然甦醒了。扁鵲又趕忙調和了兩種藥，讓弟子子豹用它熱敷太子的腋下，經過這樣的治療，太子終於完全清醒了，不久居然能坐起來了。扁鵲又留下藥，要太子按時服用，二十多天以後，太子的身體完全恢復了健康。

扁鵲使太子起死回生的消息迅速傳開，人們奔相走告，見到扁鵲的人都對他讚不絕口，扁鵲只是笑笑，說，我秦越人並沒有起死回生的本領，太子本來得的就不是死證，他是可以活下去的，我只不過幫助他重新坐起來而已。

治療虢太子的病例，全面展示了扁鵲的高超醫術，望、聞、問、切，「四診法」全部用上了。「望」，走到太子身邊近距離觀察；「聞」，走近後自然得知了太子的氣味；「問」，問中庶子、問路人，了解太子的病情；「切」，這是診斷太子病情的重要環節。扁鵲在全面了解的基礎上，綜合分析，對證下藥，藥到病除。望、聞、問、切，在治療虢國太子的過程中展示得淋漓盡致。

首創「四診法」的醫療貢獻

從史書所記載的扁鵲治病案例中可以看出，扁鵲在診視疾病時，已經應用了中醫全面的診斷技術，即後來中醫總結的「四診法」：望診、聞診、問診和切診，當時扁鵲稱它們為望色、聽聲、寫形和切脈。

在「四診法」中，望診居於首位，十分重要，也十分深奧。扁鵲不僅診脈的能力非同尋常，望診的技術更是出神入化，而最能表現扁鵲這一絕技的就是《扁鵲見蔡桓公》的故事。那麼，這個故事究竟是如何樹立扁鵲的神醫形象的呢？

在中醫四大診法當中，望診是醫療實踐的第一步。如果人有病，往往會使臉色、皮膚、神色發生變化。「望診」就是察看氣色和形態，以便了解疾病發生的部位以及輕重程度。《扁鵲見蔡桓公》就是扁鵲望診的典型例子。

不過在文獻中，《韓非子》一書寫的是見蔡桓公，《史記》寫的是見齊桓侯，但是具體過程差不多。究竟扁鵲見的是哪位，研究文章很多，各說各理，至今沒有統一的意見。我認為這則故事本來是一個寓言，其目的不在於見了哪個國君，而在於這個故事所反映的問題和深刻意義。所以，我們姑且說扁鵲見的是桓公或桓侯吧。

下面我們先看看這個故事。

一次，扁鵲拜見蔡桓公，他站在那裡，觀察蔡桓公的臉色，看了一會兒，說道：「君有疾在腠理，不治將恐深！」腠理是指皮膚肌肉的紋理。意思是，您的皮膚肌肉的紋理間有點小病，不醫治恐怕要加重。桓公說：「寡人無疾。」扁鵲離開後，桓公對左右的人說，醫生總喜歡給沒病的人治病，以此炫耀自己的功勞。

過了十天，扁鵲又進見，他再次觀察桓公的氣色，對桓公說，您的病已到了血脈裡，再不醫治，會更加嚴重的。桓公還是不理睬，扁鵲只好掃興地走了，桓公很不高興。

又過了十天，扁鵲再次進見，他看到桓公的情況越發嚴重了，對桓公說，您的病已到了腸胃，再不醫治，會更加嚴重的。桓公還是不理睬。扁鵲只好離開，桓公又很不高興。

又過了十天，扁鵲再入宮，一見到桓公，轉身就跑。桓公趕忙派人去追，問扁鵲為什麼跑。扁鵲說，皮膚肌肉紋理間的病，用熱水焐、用藥熱敷，可以治好；血脈裡的病，可以用針灸治好；腸胃的病，可以用酒劑治好；骨髓裡的病，即使是司命神（管人壽命的神），也是束手無策。桓公的病現在已到了骨髓，所以我不再過問了。

過了五天，桓公渾身劇痛，派人去尋找扁鵲，扁鵲已逃到秦國去了。不久之後，桓公就死去了。

這就是家喻戶曉的扁鵲望診的故事。這個故事非常經典，其價值在於：

第一，從名醫扁鵲的角度看，反映了他高超的望診醫術和對病人的關心，雖然桓公一再拒絕治療，但扁鵲一直忠告他，直到最後桓公執迷不悟，失掉機會，扁鵲才放棄了治療。

第二，從疾病治療的方法上看，符合醫學原理。扁鵲認識到人體有腠理、血脈、腸胃、骨髓等組織結構，並且具有層次性，人體感受邪氣發病後，疾病的演變也是按這一層次順序由表及裡、由輕變重逐漸發展變化的。扁鵲在分析蔡桓公的病情時說：「疾之在腠理也，湯熨之所及也；在血脈，針石之所及也；其在腸胃，酒醪之所及也；其在骨髓，雖司命無奈之何。」這段話包含了人體解剖組織結構、疾病的發展變化規律、治療疾病的法則及具體方法等醫學思想。所以，治療疾病自然是愈早愈好。

第三，從蔡桓公的角度講，他諱疾忌醫——接二連三地喪失了治療的機會。

這個故事告訴人們，有病須早發現早治療，切勿耽擱病情。由此引申出的道理有以下幾個：

第一，對待缺點、錯誤，應該防微杜漸。

第二，要正視自己的缺點和錯誤，不要拒絕批評和幫助。不可主觀猜忌，切勿拒絕忠告。

第三，要見微知著，及早提防。謹慎對待，避免困難。

韓非子講這個故事時，由拒絕治療的病人聯想到治國問題，國家出現問題如果不及時整改，任其發展，就會後患無窮。這個故事的寓意十分深刻。

那麼，在見桓公的過程中，扁鵲的態度有沒有問題？我讀過一篇文章，題目是《怎一個

「逃」一字了得！》。文章認為，扁鵲發現桓公有病，不是耐心解釋，積極治療，而是僅僅說說，並不做耐心細緻的解釋，到最後卻一跑了之。

文章批評扁鵲：「扁鵲，一代名醫，今見死不救，逃秦自保，實不可取。」文章還說：「初見彼病，未盡其職，是為不智；卒而逃秦，是為不仁。不智不仁，醫德安在哉？」

也許大家對這篇文章可能會有不同意見，或贊成或不同意。

我認為，從韓非子的這則寓言的本意看，重點講的是桓公執迷不悟，由此影射腐敗國君，對國家問題不思改正，醉生夢死，最後終於亡國。而醫術高超的扁鵲（也可指有抱負的改革家），意見不被採納，人不被重用，良好的願望最終破滅，只得憤然離去（人才流失）。從這個角度講，扁鵲不應該受到指責。他離開蔡桓公，遠赴秦國，是明智的選擇。

平心而論，扁鵲為了桓公的病情，曾三次參拜桓公，好言相勸，苦口婆心，為此還忍受著桓公「醫之好利也，欲以不疾者為功」的奚落和侮辱，他對桓公態度是真誠的。當桓公病情惡化到已無藥可救時，扁鵲當機立斷，「望桓公而還走」。當「桓公體痛，使人索扁鵲」的時候，扁鵲卻「已逃秦矣」——已經沒希望了，還要他治，治不好，不就倒楣了嗎？扁鵲知道桓公已貽誤了治療時機，無力回天，即使自己留下來全力救治也無濟於事，最好的辦法就是一走了之，這足見扁鵲的機智和果斷。

當然，如果非要找出扁鵲在此事中的不足，那可能是他應該把桓公的病情向他的家人或周圍的人講清楚。如果扁鵲這樣做了，桓公就會認識到問題的嚴重性，接受扁鵲的治療，及早康復。可照這樣說，那還叫韓非子的寓言嗎？

早在兩千多年前，扁鵲就能從齊桓侯的氣色中，看出病之所在和病情的發展，這是很不簡單的。所以，漢代著名的醫學家張仲景讚賞地說：「余每覽越人入虢之診，望齊侯之色，未嘗不慨然歎其才秀也。」

扁鵲在自己的醫療生涯中，不僅表現出高超的診斷和治療水準，還表現出高尚的醫德。他謙虛謹慎，從不居功自傲。如他治好虢太子的尸厥證後，虢君十分感激，大家也都稱讚他有起死回生之術，扁鵲卻實事求是地說，這是患者並沒有死，我只不過消除了他的重病，使他恢復了原來的狀態而已，並沒有起死回生的本領。

還有一個故事，說魏文侯曾問扁鵲，你們家兄弟三人，都精於醫術，誰的醫術最好呢？扁鵲說，大哥的醫術最好，二哥的差一些，我的醫術是三人中最差的。

魏王不解地說，請你介紹得詳細些。扁鵲解釋說，大哥治病，是在病情發作之前，那時候病人自己還不覺得身體有恙，大哥就開出藥方，剷除了病根，這使得他的醫術難以被人認可，所以沒有名氣，只是在我們家中被推崇備至。我的二哥治病，是在病初起之時，症狀尚不十分明顯，病人也沒有覺得痛苦，二哥就能藥到病除，這使鄉里人都認為二哥只是治小病很靈。我治病，是在病情十分嚴重之時，病人痛苦萬分，病人家屬心急如焚。此時，他們看到我在經脈上穿刺，用針放血，或在患處敷以毒藥以毒攻毒，或動大手術直指病灶，使重病患者的病情得到緩解或很快治癒，所以我名聞天下。魏王大悟。

這就是「良醫治未病」的故事，說的就是扁鵲的大哥。這也是一個寓言故事。究竟扁鵲有沒有兩個哥哥，現在無從考證。但是這個故事告訴人們的道理已經超出了治身體之病這個問題，可以引申為治理國家或做事情，一定要從小處抓起，要防患於未然，不要等問題大了，造成損失了才去做。這就是我們常說的「治未病」。我覺得從扁鵲的故事中，人們除了學到了中醫的一些原理，更多的是還感覺到那些病例、病案，包含了許多社會意義和政治意義。

我們今天談扁鵲，特別明顯地感覺到，這位醫學家確有許多值得我們尊敬的地方。但是，由於年代久遠，文獻記載也不一樣。所以，圍繞扁鵲，又有許多目前還沒有得到大家完全認同的結論，也就是說在扁鵲身上，還有許多謎團。關於扁鵲還有哪些未解之謎，他對祖國的醫學還有哪些貢獻，請看下一講。

【二、扁鵲之謎】

醫學界歷來把扁鵲尊為我國古代醫學的祖師。在有些歷史記載和民間傳說中，扁鵲堪稱神醫，無論什麼疑難雜症他都能手到病除，最為神奇的就是他有特異功能，能夠透視人的五臟六腑。那麼，扁鵲真的具有什麼特異功能嗎？我們應該如何看待史書中有關這方面的記載呢？

據《史記》記載：扁鵲年輕時做舍長①，有個叫長桑君的客人到客館來，行為與眾不同，扁鵲認為他是一個奇人，時常恭敬地對待他。長桑君也知道扁鵲不是普通人，來來去去十多年後，有一天，他叫扁鵲和自己坐在一起，然後悄悄地對扁鵲說，我有禁方②，我年老了，想傳給你，你不要洩漏出去。扁鵲說，遵命。長桑君這才從懷中拿出一種藥給扁鵲，並說，用上池之水③送服這種藥，三十天後你就能知曉許多事情。接著，他將自己的全部祕方都給了扁鵲。話剛說完，長桑君忽然間就不見了。扁鵲覺得他更神奇了，心想，大概他不是凡人吧。扁鵲按照長桑君說的方法連續服藥三十天後，奇蹟出現了！「視見垣一方人」，意思是能看見牆另一邊的人。因此扁鵲診視別人的疾病時，能看到病人五臟內所有的病症，只是表面上還在為病人切脈。

這個故事太神奇了，簡直讓人不可思議。這麼說，扁鵲真有特異功能嗎？這可能嗎？不少人對此持否定態度，他們不相信人有特異功能，因此論述扁鵲時往往一帶而過，甚至不提這件事。當然也有人認為，具有特異功能的人是存在的，扁鵲就是這樣的人。

如何理解這段記載呢？我認為，所謂扁鵲有特異功能，即「視見垣一方人」這件事，我估計是後人加上去的。由於扁鵲診病非常準，他解除了許多病人的痛苦，尤其他對病人的病證說得非常準確，所以後人就覺得這個人怎麼這麼神呢？於是就加上了一段，說他有透視人的腑髒的特異功能。儘管故事是後人編造的，但它表現了古人追求治病的最佳境界——「盡見五臟癥結」。這裡的「盡見」，並非只看見心肝脾肺腎，而是指各種病灶，它實際是指中醫四診之一——「望」的最高水準。

中醫診病的高境界就是要發現並檢測到隱藏在身體內部的病症，故中醫有「髒象學說」。所謂「髒象學說」，是研究人體各臟腑、組織、器官的生理功能、病理變化及其相互聯繫的學說。古代「髒」與「藏」字相通，又稱「藏象學說」。「藏」指人體內的內臟，「象」指臟腑的功能活動和病理變化反映於體外的各種徵象。這一學說是歷代醫家在醫療實踐的基礎上，在陰陽五行學說的指導下，概括總結而成的，是中醫學理論體系中極其重要的組成部分。

「盡見五臟癥結」的故事實際上說的是扁鵲通過「望」斷病，達到了相當高的水準，目前還不能簡單說是扁鵲有「特異功能」。

扁鵲是中醫史上一位承前啟後的醫學家，為傳統中醫學的發展奠定了重要基礎，被後世的醫生尊為祖師。自古醫藥是一家，但凡中醫名家對中藥材都是十分精通的。因此，民間流傳著許多大醫藥學家與中藥材的故事，扁鵲發現牛黃就是一個著名的例子。那麼，這其中的過程究竟是怎樣的？牛黃真的是扁鵲發現的嗎？

大家都知道，牛黃是重要的中藥材。以牛黃配製的成藥非常之多，幾乎每個人都吃過。但牛黃是怎樣被發現的呢？有一種說法，說是扁鵲發現的。

據說有一天，扁鵲正從藥罐中取出炮製好的青礞石，準備為一位名叫陽文的鄰居治療中風偏癱。這時，門外傳來一陣喧鬧聲，扁鵲一打聽，原來是陽文家中養了十幾年的一頭老黃牛，不知何故，近來日漸消瘦，以致不能耕作，陽文的兒子陽寶一看牛沒用了，就請人把牛宰了。誰知剖開牛肚子，發現牛膽裡有塊石頭，大家都不知怎麼回事。扁鵲得知後，對此頗感興趣，就讓陽寶把石頭留下，準備進一步研究。陽寶就把石頭拿給扁鵲，扁鵲接過來，隨手把石頭和桌上的青礞石放在了一起。

正在這時，陽文的病又發作了，陽寶急忙請扁鵲過去看看，扁鵲趕到時，只見陽文雙眼上翻，肢冷氣急，情況十分危急。他一邊扎針一邊叮囑陽寶，快！去我家把桌上的青礞石拿來！陽寶氣喘吁吁地拿來藥，扁鵲也未細察，很快研為細末，給陽文灌下。不一會兒，病人停止了抽搐，氣息平穩。待扁鵲回到自己的屋裡，發現青礞石還在桌上，而牛結石卻不見了，忙問家人，何人動了牛結石？家人回答，剛才陽寶取過。

這個偶然的差錯卻引起了扁鵲的深思：難道牛的結石也有祛痰定驚的作用？於是，第二天他有意識地將陽文藥裡的青礞石改換為牛結石。三天後，陽文竟奇蹟般地痊癒了，喜得陽文連聲稱謝。扁鵲說，不用謝我，還得謝謝你家公子呢。於是將陽寶錯拿牛結石代青礞石的經過講了一遍，並說，此石久浸於膽汁中，苦涼入心肝，能清心開竅，鎮肝息風。陽文問道，這藥叫什麼名字呢？扁鵲思索片刻，說，此結石生在牛身上，凝於肝膽而成黃，可稱它為「牛黃」。然後又說，牛黃有此神效，堪稱一寶，牛屬丑，再給它取個別名，叫「丑寶」吧。

由於牛黃能治許多病，療效極好，人們為了表達對扁鵲的崇敬之心，把發現牛黃這件事歸功於扁鵲，於是編出了這個故事。

換心手術的奇談怪事

如果說扁鵲發現牛黃，還有生活依據可以推斷的話，那麼，扁鵲換心的故事就絕對稱得上是奇談怪事了。編纂於魏晉時期的《列子》一書，記載了扁鵲為兩個人實施換心手術的故事。對於這個故事，我們該怎樣解讀呢？以戰國時代的科技水準，真的會發生換心這樣的事嗎？

這個故事說的是，魯國的公扈和趙國的齊嬰，兩人都生了病，於是一塊兒找扁鵲醫治。經過扁鵲的治療，兩人的病同時好了。

扁鵲對二人說，你們以前的病，是外界干擾內臟引起的，因此用草藥石針就能治好。這幾天我發現你們身上還潛伏著一種病，那是從娘胎裡帶出來並隨同你們身體發育而一道生長的。

這種病很危險，我願意再給你們治一下，怎麼樣？

公扈和齊嬰回答道，我們想聽聽這種病有些什麼症狀，然後再做決定。

於是，扁鵲先對公扈說，你有遠大的抱負，又善於思考問題，遇事能想到很多的解決辦法，但遺憾的是氣質較為柔弱，在關鍵時刻往往優柔寡斷，猶豫不決，易導致坐失良機。接著，他又轉向齊嬰，說，你的情況則正好與公扈相反。你對未來缺乏長遠的打算，思想比較簡單，然而氣質卻很剛強，為人處事少用心計，卻喜歡獨斷專行。最後，扁鵲對二人說，現在如果讓我將你們的心來個互換，你們就都可以變得完美無缺了。

公扈和齊嬰聽了扁鵲的分析之後，都表示願意接受換心手術。於是，扁鵲讓二人分別喝下一種麻醉藥酒，致使他們昏迷了三天不醒。在這期間，扁鵲便將二人的胸腔打開，取出心來，交換安放。手術完畢之後，又在傷口處敷上神藥，等他們醒來後，仍如術前一樣健康強壯。他們辭謝扁鵲之後，就各自回家了。

可是，由於心已互換，結果公扈就回到了齊嬰的家，而齊嬰則回到了公扈的家。這兩人的老婆孩子都不認識來到自己家中的人，於是都發生了爭吵。公扈、齊嬰無法可想，只好請扁鵲出面解釋。扁鵲就把事情的原委告訴了這兩家人，才使爭吵得以平息。

從這個故事本身看，無疑是神話，扁鵲做換心手術，按照當時的科學技術能力，是不可能實現的。那麼，人們為什麼編出這個故事呢？其實，這則寓言故事是借用神醫扁鵲的名義，用換心手術來打比方，說明每個人都有各自的長處和短處。一個人只要善於取他人之長，補自己之短，就會逐漸趨向完美。

值得注意的是，他們換了心臟後，沒有回到各自的家，而是進了對方的家，幸虧扁鵲解釋才算平息鬧劇。這可能嗎？我認為這裡面有古人的想像，他們認為心也可以思考、記憶，心換了，記憶也會隨之轉移。那麼，記憶究竟會不會隨著心臟移植而轉移呢？我認為記憶是過去的知識、經驗在人腦中的反映。人的大腦感知過的事物，思考過的問題和理論，體驗過的情感和情緒，練習過的動作，都是記憶的內容。因此，心臟的移植是不會改變記憶的。

我認為，換心手術是當時的人們想像出來的，他們覺得扁鵲能夠換心，於是就把扁鵲做為換心手術的實施者，這反映出人們對扁鵲的敬仰。

「隨俗為變」的全方位醫術

在扁鵲那個時代，醫生是社會上的平民階層，並不被人們特別尊重。並且許多歷史資料所記載的扁鵲妙手回春的成功病例，患者也大都是帝王將相、王公貴族。那麼，扁鵲為何千百年來為廣大人民所愛戴和崇敬？他在民間的聲望又是怎樣樹立起來的呢？

扁鵲名震天下，他的名氣是怎麼來的呢？第一，他的診斷準確。第二，他在醫學上是個多面手。

扁鵲醫術精深，他到各地行醫，常常根據當地老百姓的要求治病。在趙國邯鄲，他發現那裡的婦女得病的很多，於是就當「帶下醫」，即婦科醫生。到了洛陽，聽說那裡的老年人患眼病、耳病較普遍，他就當「耳目痹醫」，即五官科醫生，治好了許多老人的五官病，使不少老人從耳聾眼花中恢復了健康。到了秦國首都咸陽，看到當地兒童的發病率很高，他就當了「小兒醫」，研究兒童發病的原因，治好了許多兒童的多發病。由此可見，扁鵲不僅精通內科，還兼通兒科、婦產科、五官科，甚至外科；在診斷上，他不僅精通切脈，而且善於「望色、聽聲、寫形」；在治法上，他不僅精通針灸，還善於用砭石、熱敷、按摩、手術、湯藥等，可謂一位多面手的民間醫生。司馬遷說他是「隨俗為變」。扁鵲之所以被人們尊敬，跟他醫療技術的全面有直接的關係。

從扁鵲的行醫路線來看，他的足跡是由東到西，也就是從山東到河北、河南、山西，一直到陝西。一路上都留下了許多治病救人的故事。他醫德高尚，後人紛紛修墓、建廟以示紀念，因此，全國各地的扁鵲墓不下十處。各地人民都認為扁鵲和當地有關係，這種情結反映了人民對做過好事的人的懷念。

扁鵲一生走南闖北，為無數患者解除疾病痛苦，被人們稱為能起死回生的「神醫」。然而，一生救死扶傷的扁鵲，最終卻是死於非命。那麼，一代神醫的生命究竟是怎樣終結的呢？

咸陽是扁鵲最後到達的地方。據《戰國策》記載，扁鵲在秦國時，秦武王（前三一〇年—前三〇七年在位）請扁鵲看病。扁鵲認為，秦武王的身體沒有大的問題，建議及早醫治。這時秦武王左右的近臣卻說扁鵲的壞話，說秦武王的病在耳朵前面，眼睛下面，讓扁鵲治療未必能治好，弄不好反而會使他的耳朵聽不清，眼睛看不見。

武王把這話告訴了扁鵲，說自己不會吃扁鵲開的藥。扁鵲聽了非常生氣，把治病的砭石一丟，說君王同懂醫術的人商量治病，又同不懂醫道的人一道討論，干擾治療，就憑這一點，就可以了解到秦國的內政。你與有知識的人共事可以得天下，治天下；與無知之輩同謀，將會失去天下。從今天這件事可以推知秦國的事，如果再這樣下去，隨時都有亡國的危險！扁鵲的話批評了秦武王，也得罪了一些近臣。太醫令李醯自知醫術不如扁鵲，對扁鵲懷恨在心，就在扁鵲離開咸陽東歸的路上，派人刺殺了扁鵲。一代名醫死於非命，令人歎息！

扁鵲是司馬遷《史記》裡記載的第一位醫生，他對扁鵲給予了深切的同情，因為扁鵲無端受害，司馬遷自己也有相同的遭遇呀！所以在《史記．扁鵲倉公列傳》中，太史公感慨道，女人無論美與醜，住進宮中就會被人嫉妒；士人無論賢與不賢，進入朝廷就會遭人疑忌。扁鵲因為他的醫術而遭殃……所以，老子說，美好的東西都是不吉祥之物，說的就是扁鵲這樣的人呀！

為什麼司馬遷會引用老子的「美好者不祥之物」？我認為，這裡有司馬遷個人的一種感慨！大家都知道，司馬遷也是無端地被殘害的，他因為替與匈奴作戰的將軍李陵說了幾句公道話，說李陵這個人不會真正投降，他還會回歸漢朝的。結果漢武帝大怒，說你敢為叛將辯護？他要是真把司馬遷殺了，司馬遷也許還不受罪了，可漢武帝偏偏不讓司馬遷死，而是下令對司馬遷實行宮刑。這對司馬遷來說，真是奇恥大辱，讓他痛不欲生。司馬遷在這種環境下艱難地寫《史記》，所以對同樣是無端地被殘害的扁鵲充滿了同情。

說到這兒，我們可以給扁鵲做一個總結，扁鵲是我國古代著名的醫生，他滿腔熱情治病救人，後來的人們崇拜他，尊敬他，熱愛他，於是就在他身上添加了許多帶有傳說色彩的神奇故事。扁鵲對中國醫學發展的貢獻是不可抹滅的，他將永遠為人民所銘記。

①舍長，指接待客人的賓館主管。
②禁方，指秘藏的醫方。
③上池之水，指沒有落地的水；指草木上的露水。

【附錄】

扁鵲者，渤海郡鄭人也，姓秦氏，名越人。少時為人舍長。舍客長桑君過，扁鵲獨奇之，常謹遇之。長桑君亦知扁鵲非常人也。出入十餘年，乃呼扁鵲私坐，間與語曰：「我有禁方，年老，欲傳與公，公毋泄。」扁鵲曰：「敬諾。」乃出其懷中藥予扁鵲：「飲是以上池之水，三十日當知物矣。」乃悉取其禁方書盡與扁鵲。忽然不見，殆非人也。扁鵲以其言飲藥三十日，視見垣一方人。以此視病，盡見五藏癥結，特以診脈為名耳。為醫或在齊，或在趙。在趙者名扁鵲。

當晉昭公時，諸大夫彊而公族弱，趙簡子為大夫，專國事。簡子疾，五日不知人，大夫皆懼，於是召扁鵲。扁鵲入視病，出，董安於問扁鵲，扁鵲曰：「血脈治也，而何怪！昔秦穆公嘗如此，七日而寤。寤之日，告公孫支與子輿曰：『我之帝所甚樂。吾所以久者，適有所學也。帝告我：「晉國且大亂，五世不安。其後將霸，未老而死。霸者之子且令而國男女無別。」』公孫支書而藏之，秦策於是出。夫獻公之亂，文公之霸，而襄公敗秦師於殽而歸縱淫，此子之所聞。今主君之病與之同，不出三日必間，間必有言也。」

居二日半，簡子寤，語諸大夫曰：「我之帝所甚樂，與百神遊於鈞天，廣樂九奏萬舞，不類三代之樂，其聲動心。有一熊欲援我，帝命我射之，中熊，熊死。有羆來，我又射之，中羆，羆死。帝甚喜，賜我二笥，皆有副。吾見兒在帝側，帝屬我一翟犬，曰：『及而子之壯也以賜之。』帝告我：『晉國且世衰，七世而亡。嬴姓將大敗周人於範魁之西，而亦不能有也。』」董安於受言，書而藏之。以扁鵲言告簡子，簡子賜扁鵲田四萬畝。

其後扁鵲過虢。虢太子死，扁鵲至虢宮門下，問中庶子喜方者曰：「太子何病，國中治穰過於眾事？」中庶子曰：「太子病血氣不時，交錯而不得泄，暴發於外，則為中害。精神不能止邪氣，邪氣蓄積而不得泄，是以陽緩而陰急，故暴蹷而死。」扁鵲曰：「其死何如時？」曰：「雞鳴至今。」曰：「收乎？」曰：「未也，其死未能半日也。」「言臣齊渤海秦越人也，家在於鄭，未嘗得望精光侍謁於前也。聞太子不幸而死，臣能生之。」中庶子曰：「先生得無誕之乎？何以言太子可生也！臣聞上古之時，醫有俞跗，治病不以湯液醴灑，鑱石撟引，案抏毒熨，一撥見病之應，因五藏之輸，乃割皮解肌，訣脈結筋，搦髓腦，揲荒爪幕，湔浣腸胃，漱滌五藏，練精易形。先生之方能若是，則太子可生也；不能若是而欲生之，曾不可以告咳嬰之兒。」終日，扁鵲仰天歎曰：「夫子之為方也，若以管窺天，以郤視文。越人之為方也，不待切脈望色聽聲寫形，言病之所在。聞病之陽，論得其陰；聞病之陰，論得其陽。病應見於大表，不出千里，決者至眾，不可曲止也。子以吾言為不誠，試入診太子，當聞其耳鳴而鼻張，循其兩股以至於陰，當尚溫也。」

中庶子聞扁鵲言，目眩然而不瞚，舌撟然而不下，乃以扁鵲言入報虢君。虢君聞之大驚，出見扁鵲於中闕，曰：「竊聞高義之日久矣，然未嘗得拜謁於前也。先生過小國，幸而舉之，偏國寡臣幸甚。有先生則活，無先生則棄捐填溝壑，長終而不得反。」言未卒，因噓唏服臆，魂精泄橫，流涕長潸，忽忽承鑱，悲不能自止，容貌變更。扁鵲曰：「若太子病，所謂『屍蹶』者也。夫以陽入陰中，動胃繵緣，中經維絡，別下於三焦、膀胱，是以陽脈下遂，陰脈上爭，會氣閉而不通，陰上而陽內行，下內鼓而不起，上外絕而不為使，上有絕陽之絡，下有破陰之紐，破陰絕陽，色廢脈亂，故形靜如死狀。太子未死也。夫以陽入陰支蘭藏者生，以陰入陽支蘭藏者死。凡此數事，皆五藏蹙中之時暴作也。良工取之，拙者疑殆。」

扁鵲乃使弟子子陽厲針砥石，以取外三陽五會。有間，太子蘇。乃使子豹為五分之熨，以八減之齊和煮之，以更熨兩脅下。太子起坐。更適陰陽，但服湯二旬而複故。故天下盡以扁鵲為能生死人。扁鵲曰：「越人非能生死人也，此自當生者，越人能使之起耳。」

扁鵲過齊，齊桓侯客之。入朝見，曰：「君有疾在腠理，不治將深。」桓侯曰：「寡人無疾。」扁鵲出，桓侯謂左右曰：「醫之好利也，欲以不疾者為功。」後五日，扁鵲複見，曰：「君有疾在血脈，不治恐深。」桓侯曰：「寡人無疾。」扁鵲出，桓侯不悅。後五日，扁鵲複見，曰：「君有疾在腸胃間，不治將深。」桓侯不應。扁鵲出，桓侯不悅。後五日，扁鵲複見，望見桓侯而退走。桓侯使人問其故。扁鵲曰：「疾之居腠理也，湯熨之所及也；在血脈，針石之所及也；其在腸胃，酒醪之所及也；其在骨髓，雖司命無奈之何。今在骨髓，臣是以無請也。」後五日，桓侯體病，使人召扁鵲，扁鵲已逃去。桓侯遂死。

使聖人預知微，能使良醫得蚤從事，則疾可已，身可活也。人之所病，病疾多；而醫之所病，病道少。故病有六不治：驕恣不論於理，一不治也；輕身重財，二不治也；衣食不能適，三不治也；陰陽並，藏氣不定，四不治也；形羸不能服藥，五不治也；信巫不信醫，六不治也。有此一者，則重難治也。

扁鵲名聞天下。過邯鄲，聞貴婦人，即為帶下醫；過雒陽，聞周人愛老人，即為耳目痹醫；來入咸陽，聞秦人愛小兒，即為小兒醫：隨俗為變。秦太醫令李醯自知伎不如扁鵲也，使人刺殺之。至今天下言脈者，由扁鵲也。

……

太史公曰：女無美惡，居宮見妒；士無賢不肖，入朝見疑。故扁鵲以其伎見殃，倉公乃匿跡自隱而當刑。緹縈通尺牘，父得以後甯。故老子曰「美好者不祥之器」，豈謂扁鵲等邪？若倉公者，可謂近之矣。

——選自《史記・扁鵲倉公列傳》

主講人簡介

孫立群，一九五〇年四月出生於天津市。畢業於南開大學歷史系。南開大學歷史學院教授、博士生導師。主要從事中國古代史、秦漢魏晉南北朝史的教學和科研工作，所開課程有「中國古代史」、「魏晉南北朝史」、「中國古代士人史」等。參與編寫教材專著十多部，發表論文多篇。

代表作有《中國古代的士人生活》（商務印書館）、《解讀大秦政壇雙星——呂不韋與李斯》（中華書局）等。

為什麼後人稱讚醫術高明時，要說「華佗再世」？

華佗究竟如何料病如神，預知病人死期？

華佗當年行醫就能施行麻醉，幫人開刀？

華佗篇

華佗，又名旉，字元化，沛國譙（今安徽省亳州市）人，東漢末傑出醫學家。通曉各種經書，喜愛醫術和養生之學，精曉內、外、婦、兒等科，尤其精於外科、針灸和醫療體育。他敢於衝破封建禮教束縛，大膽地進行外科手術治療，療效好。為人性情爽朗，淡泊名利。據史料記載，華佗著有《枕中灸刺經》等多種醫書，可惜均佚。

【一、神醫傳奇】

在世界華人的範圍裡，有一個約定俗成的習慣，當人們發自內心地感謝一位救死扶傷的醫生的時候，經常會送給醫生八個字：華佗再世，妙手回春。也就是說，在人們的心目中，華佗是神醫的代稱。華佗是東漢末年的一位民間醫生，他以自己高超的醫術為病人解除痛苦，在當時就非常出名。但是，中國古代名醫眾多，為什麼後人稱讚醫生醫術高明的時候，要說「華佗再世」呢？華佗的醫術，究竟有哪些神奇之處？他為什麼會成為後人心目中的神醫呢？

我們先簡單介紹一下華佗。華佗在正史中有傳記，陳壽的《三國志》，還有范曄的《後漢書》中，都有《華佗傳》。據史傳記載，華佗名旉，字元化，是沛國譙人。譙是當時沛國的譙縣，東漢的譙縣大致主要包括今天安徽的亳州，還有河南永城的一小部分。但史書上完全沒有有關華佗家世的記載。我們不知道華佗生於什麼樣的家庭，也不知道華佗跟誰學的醫。這只能說明一個問題，就是華佗在當時的社會地位非常低。這一點，我們也可以從正史的這兩個傳記中得到印證。《三國志》把華佗收入《方技傳》，《後漢書》把他列入《方術傳》。方技、方術，是什麼含義呢？在中國古代，人們把醫卜、星相等統稱為方術，而把從事醫學、天文、星象、占卜的一類人叫做方士。以上是我們根據現存的資料所得知的華佗的基本狀況。

華佗生活的時代，醫生的社會地位低下，再加上那個年代，是中國歷史上東漢末年到三國初期這一段時間，這時候正是諸侯割據、軍閥混戰的時候，所以史書中關於華佗的記載很少，既沒有他的身世記載，又沒有他師承關係的記載，更沒有醫方傳之後世，史書中只留下了他治癒疾病的一些小故事，所以後世流傳的「華佗再世，妙手回春」這個說法，我們只能從華佗治癒疾病的小故事中去尋找答案了。

為什麼我們總愛拿華佗做為神醫代稱？我們先講第一個方面：料病如神，能預知生死。這也是華佗最神奇的一面。史書中記載了不少華佗這方面的醫案。第一個醫案，說是原甘陵國（今天山東的臨清）國相的夫人懷孕六個月，突然感到腹痛，痛得非常難受，然後請華佗來治療。華佗把了把脈，就說胎兒已經死了。然後，華佗找來一個人，請他摸一摸國相夫人腹部，看胎兒是在左邊還是在右邊。華佗告訴這個人，如果在左邊就是個男胎，如果在右邊則是個女胎。這個人摸過以後，說胎兒在左邊。華佗準備了湯藥，讓國相夫人服用。國相夫人服完藥，果然產下一個已經死了的男胎。隨後，夫人的腹痛就停止了。這是第一個例子。華佗能通過號脈，斷定胎兒是活的還是死的。

第二個例子，講的是一位姓頓的督郵得了病，好了以後請華佗再為他看一看。華佗為他把完脈以後，叮囑他，他的病雖然好了，但是身體還很虛弱，在這期間，千萬不能過夫妻生活，否則，就會發生不測，死前他的舌頭會伸出來幾寸長。結果他病好的消息傳到他妻子的耳朵裡後，她從一百多里外趕來看他，他們當天晚上就有了夫妻生活。三天以後，頓督郵病發，死了。而且臨死之前，舌頭伸出來有幾寸長。這是第二個醫案。他料定這個人在養病期間只要有性活動就一定會死亡。

第三個例子，廣陵太守陳登是曹操非常信任的一個人，他得了一種怪病，這個病的症狀是心煩，面紅，吃不下飯，於是請華佗給他診病。華佗號了脈以後就告訴他說，你的腹中有好幾升蟲。然後，華佗給他準備了兩升藥，他喝下去以後，大概有一頓飯的工夫，就吐出來好幾升蟲，吐完以後，病也好了。但是華佗告訴他說，這個病三年以後還會復發，如果發作的時候遇到良醫，還能救活，否則就會喪命。三年以後，陳登的病果然復發，當時華佗不在他身邊，沒人能給他治，結果他就死了。這是華佗預知陳登三年以後疾病復發身亡的故事。

第四個例子，在鹽瀆縣（今天江蘇的鹽城），有一位嚴先生，他和幾個朋友一塊兒去拜訪華佗。等他們幾個人進來以後，華佗就問嚴先生是不是感到身體有點不舒服？嚴先生說沒有啊，我很正常啊。華佗說，我根據你的面相來看，你得了急病，不要多喝酒，吃完飯趕快回家。結果，這位嚴先生吃完飯，坐了一會兒，和朋友一塊兒坐車回家，在回家的路上發病了，然後從車上掉了下來，同行的人把他抱到車上送回家，結果當天晚上這位嚴先生就死了。

第五個例子，有一個下級軍官叫梅平，這個人因為身體有病，被解除了軍職。梅平的家在廣陵，在離家還有兩百多里時，他找了一戶人家投宿，而恰巧這天晚上華佗也來到這戶農家投宿。主人就讓華佗為梅平診病，華佗號了脈以後就告訴他，太晚了，如果早叫我治，這個病不會發展到今天。華佗說，你趕快回家和家人見面，五天以後，你就不行了。梅平聽了以後，第二天就往家趕，五天以後，果然病故。

第六個例子，有一個督郵姓徐，他得了病，告訴華佗說，我昨天找了一個醫官，為我扎胃脘，但是扎過以後我咳嗽得非常厲害，到晚上不能睡覺。華佗說，他沒有扎中你的胃脘，而是誤傷了你的肝，這樣一來，你的飯量會一天天減少，而且五天以後你就不行了。果然，過了五天，這個姓徐的督郵就病故了。

因此，人們把華佗看做神醫，其中非常重要的一個原因就是他料病如神，能預知生死。

手到病除的神奇治療

從這些例子中我們可以看到，華佗給病人診斷的時候，往往能夠做到料病如神，能預知生死，這是我們從《三國志》這樣的正史中，得到的關於華佗診斷病情的小故事。那麼，在《三國志》中，關於華佗治療疾病的案例，又是怎樣記載的呢？

華佗被當做神醫的第二個原因，是治療神奇，手到病除。我們前面講的是診斷，下面我們來看治療。據《三國志．華佗傳》記載，有一位姓李的將軍，他的妻子得了重病，而且長期治不好，於是請華佗來給她看病。華佗把了把脈以後，就告訴李將軍說，你的妻子在懷孕的時候，胎兒受過傷，這個胎兒至今留在你妻子的腹中。李將軍不信，他說，夫人確實是懷孕的時候受過傷，但是，胎兒已經產下來了，沒有留在腹中啊。華佗沒說什麼，就走了。華佗走後李將軍妻子的病有所好轉，但是過了一百多天，病又發作了，沒辦法，又請華佗來看病。華佗把完脈以後，又說，你妻子的腹中有胎兒，而且是個死胎。你妻子當年懷的是雙胞胎，產下第一個孩子後，因為出血多，接生的人忙於救治，而把另一個胎兒留在肚子裡了。這個胎兒已經死了，死的時間很長，現在死胎貼在你夫人的脊椎骨上，所以你夫人感覺脊椎骨非常疼，現在應該趕快吃藥、用針灸，讓這個胎兒產下來。華佗立即開了湯藥，讓李將軍的妻子服下。李夫人吃了藥，配合著針灸，過了一會兒，就感到腹痛得非常厲害，好像要生孩子。華佗告訴她，這個死胎在腹中存留的時間過長，自然分娩是不行的，需要有人把胎兒取出來。華佗就指揮別人把這個胎兒取出來。果然取出來一個死去的男胎，大概有一尺長左右，手腳都長全了，只是胎體是黑色的。這是一個治療死胎的非常典型的醫案。

再來看第二個醫案，史書上說有一個下級軍官叫李成，他吐血吐得很厲害，咳嗽得晝夜不得安寧，然後就去找華佗給他看病。華佗說，你雖然吐血，但你的病不在肺部，而是在你的腸子裡面，你的腸子得了腸癰，我給你兩錢散劑，你回去服下，一個月以後，就可以康復。但是你要記住，這病十八年後還會復發，到那時，我再給你配一服藥，你把它吃下去就能好，而且永不復發。李成聽了以後很高興，吃了藥，病就好了。因為十八年後病還要復發，他便把另一服藥當寶貝一樣藏起來了。過了五六年，李成的一個親戚得了和他同樣的病，病得快要死了，他知道李成藏有這個藥，就跟李成說，你看我快要死了，你現在很健康，卻還藏著一服救命藥，你應當把它拿出來救我的命，將來再找華佗要。李成心想，這個藥是我留著十八年後保命的，給了你我十八年後怎麼辦呢？但是他又不忍心看著自己的親戚病死，最後沒有辦法，就咬了咬牙，給了親戚。親戚吃了這個藥以後病就好了，但是李成手中沒有藥，心裡就虛了，他便趕去譙找華佗，可是華佗已經被曹操抓到監獄裡去了。李成不願意在華佗危難的時候去打擾他，就沒有再去要這個藥。十八年後，李成的病果然復發了，由於他沒有藥，結果病死了。這個醫案中的病人所患之病很特別，華佗診斷這個病的時候，他說，咳嗽吐血，一般人認為是肺部有問題，其實病因是在腸子裡。這是中醫一個很典型的特色。中醫認為，人體的臟腑之間是互相影響的，一個臟器出現問題的時候，它會影響到另一個臟器，所以吐血的時候，有可能不是因為肺部有問題，而是腸子有問題，這就是中醫認為的肺和大腸是相表裡的。

第三個例子更奇特，叫子病治母，就是孩子有病，母親吃藥。這個例子說的是在東陽（今天安徽的天長縣），有一戶人家兩歲的小孩一直拉肚子，吃完奶就拉肚子，久治不癒，怎麼治都治不好，最後只好找華佗。華佗聽完情況以後，就說這個小孩不需要吃藥，先把小孩的藥停了。真正的病根在他母親身上。母親的乳汁有寒氣，孩子吃了之後就會拉肚子，所以不能給孩子治病，而要治他母親的病。然後華佗把藥給小孩的母親吃，吃了十劑藥後，小孩就不拉肚子了。這是一個很神奇的例子。子病治母，孩子有病卻治他的母親，大家估計會感到很奇怪，其實，這是中醫非常典型的一個特點。中醫認為人的身體是一個整體，不是頭疼醫頭，腳痛醫腳。中醫認為人的五臟六腑是個中心，通過十二經絡把整個的臟腑連成了一個上下相連、內外相通、整體協調的整體。一個臟腑的疾病可以通過經絡和五行的關係影響到另一個臟腑，所以可以通過五行生剋的理論來調治。中醫治病的最終目的是讓人體內部達到陰陽平衡，中醫治病是通過吃藥，達到人體的陰陽平衡。這樣，病就好了，這就是中醫治病。

中醫外科手術第一人

史書中記載的這些例子，讓我們感歎華佗醫術的高明，同時也感歎中醫治療的神奇。《三國志》和《後漢書》還記載了華佗更為神奇的地方，即不用藥也能把病人的病治好。

第四個例子很經典，叫情志療法。最早記載中國古代情志療法的是《呂氏春秋・至忠篇》。說齊王生病了，於是從宋國請了一個非常有名的醫生，叫文摯。文摯來了以後，號了號脈，就對齊王的兒子說，你父親的這個病可以治，但我不能治。太子感到很奇怪，既然能治，你為什麼不給治呢？文摯說了兩句話，「非怒王則疾不可治，怒王則摯必死」。意思是，如果不讓大王生一場氣，這個病治不好；如果讓大王生一場氣，他一定會殺我，所以這個病能治，但是我不願意治。太子一聽，就一個勁兒地向文摯哀求說，你一定要治，等我父親的病好了，我和我母親一塊兒替你求情，一定保證你的生命安全。文摯說，你們真能保證我的生命安全，我就給你父親治病。太子和王后立下保證，然後文摯開始治病。文摯跟太子約好去給齊王看病，齊王就準備好，但是每一次約好了時間，文摯都沒赴約，一連約了好多天，文摯都沒來。太子很納悶，而齊王則已經憋了一肚子火了。等齊王的氣憋得足夠了，文摯來了。他穿了一雙髒兮兮的鞋，逕自走到齊王的臥室裡。給齊王問診的時候，又用他髒兮兮的鞋踩齊王華貴的衣服，把齊王給氣壞了。文摯又說了很多非常刺激齊王的話，然後就走了。齊王氣得要命，非要派人去殺文摯，結果派的人被太子攔下來了，但是齊王因為生了這一場大氣，病就好了。這是個非常典型的情志療法的醫案。

而據《三國志．華佗傳》記載，說有一個郡守生了病，請華佗去看病。華佗一看，認為這個郡守是生了一場大氣才得的病。他說這個病想治好，必須讓他再生一場大氣。於是華佗向郡守索要醫治費，一次不夠，要兩次，不斷地要，要了很多錢，就是不治病。郡守氣得不得了。華佗把錢要足了，就溜了。臨走之前還寫了一封信，把郡守臭罵了一通。郡守氣得大罵華佗，下令派人去追殺華佗，然後吐了好幾升黑血，病就好了。郡守的兒子知道華佗用這種辦法是來治他父親的病的，就囑咐他手下的人，不准追殺華佗。結果郡守又生了場大氣，病全好了。這是華佗非常高明的一點。中醫認為，人有七情，即喜、怒、憂、思、悲、恐、驚。當人受到七情的刺激後，身體會產生一種反應，中醫稱這種反應為情志。但是如果人體受的刺激過大，人體的平衡就會被破壞，人就會生病。齊王的病恰恰是受了刺激產生的，如果再去刺激他一下，就可以使他的身體內部恢復平衡，他的病就好了。

通過史書記載的華佗給人治病的小故事，我們可以看到一個醫術高明、治療手法多樣的華佗形象，而華佗除了流傳下來的這些小故事之外，還有一個更大的神奇之處，那就是傳說華佗還發明了用於外科手術的麻沸散。這件事，甚至在《三國志》、《後漢書》等正史中都有記載，那麼，這些正史又是怎樣記載這件事情的呢？

據史書記載，有一個士大夫得病了，請華佗去給他看病。華佗說，你的病不在外表，而在你的腹腔裡，需要做手術，但是你的壽命只有十年。我給你做了手術，十年後你也會死去。而你得的病，並不會讓你死亡，所以我勸你不要做手術。十年以後，你的命沒了，疾病也會隨之消失。但是這個士大夫不聽，他的承受力比較弱，他覺得自己得了這個病很難受，一定要做手術，然後華佗就給他做了手術。手術做完了以後，一切都很正常，十年以後，這個人死了。通過這個記載，我們至少可以看到兩點：

第一，華佗的醫德很高尚。華佗看來不懂得經濟效益，病人來治病，他卻勸人家不要做手術。如果換做醫德不好的大夫，病人來了，先做檢查，收檢查費，再開刀，收手術費，至於十年以後病人是死是活他不管。華佗卻勸病人別做手術，說你這個病要不了你的命，你就剩十年的壽命了，十年後你死了，那個病也就沒了，你何必做手術呢？由此可知，華佗的醫德很高尚。

第二，這是二十四史中記載的最早的一個腹腔手術，而這就是人們把華佗稱為神醫的非常重要的一點。據《後漢書》記載，華佗發明了一種藥，叫麻沸散，如果病人需要做腹腔手術，他就用這種藥混合著酒，讓病人喝下。病人喝過以後，整個人就像醉酒一樣失去了知覺，然後華佗把他的腹部剖開，開始手術。比如腸子有問題，他就把潰爛的腸子剪掉，將剩下的腸子縫合起來。然後，再把腹部的傷口縫合起來，塗上一層神膏，過幾天，傷口就癒合了。這是中國歷史上的第一次腹腔手術的正史記載。所以，人們把華佗視為中醫外科的鼻祖，他是第一個做中醫外科手術的人。但是，曹操殺死華佗以後，華佗的麻沸散就失傳了，後來很多人在不斷地尋找和研究。

華佗的麻沸散是怎麼配製出來的，現在有很多種說法，但是我們始終不知道華佗的麻沸散真正的配伍是什麼。據《史記・扁鵲倉公列傳》記載，黃帝時期，有一個醫生叫俞跗，他也能做外科手術，但俞跗做外科手術，傳說的成分很大。在古代，不用麻醉藥，是無法實施手術的。把一個活人來一個大開膛，那人是絕對受不了的，要是人蹦起來，手術就沒法做了。這個我們不妨可以想像一下，如果在不麻醉的情況下，把腹部劃開，病人能夠老老實實地躺在那兒讓大夫做手術嗎？當時做腹腔手術，需要攻克麻醉、消毒、止血、輸血，甚至包括意外的急救等一連串的難關，華佗能夠克服這些難關，是非常了不起的。《三國志・華佗傳》中的腹腔手術記載比西方的早一千多年，這是炎黃子孫引以為豪的一段歷史。

關於一代神醫華佗，有一個令人困惑的問題，那就是他是如何死於非命的？曹操為什麼要殺他？請看下一講。

【二、華佗之死】

關於華佗之死，人們始終把它和歷史上另一位大人物曹操聯繫在一起，曹操為此也背上了千古罵名。但是也有人認為是華佗自己害了自己。那麼，曹操和華佗之間到底發生了什麼事情？一直唯才是舉的曹操為什麼要殺死身懷絕技的華佗？

華佗之死，流傳最廣的說法是《三國演義》中的記載。說曹操得了頭風病，頭疼，請華佗給他看病。華佗說，你的病根在腦子裡，我需要讓你喝一服藥，然後用利斧劈開你的腦袋，祛除病根，你的病才能治好。華佗能做這個手術，足以證明他的醫術極其高明。但曹操疑心很重，他覺得華佗的醫療方案暗藏殺機，認為華佗是想借這個機會替關羽報仇，殺死自己，所以，一怒之下把華佗關到監獄裡，然後殺了。

關於華佗之死，也有另一種看法，說是華佗自己要脅曹操的結果。那麼歷史的真相究竟是什麼？曹操和華佗，一個是亂世梟雄，一個是走方郎中，兩人似乎關係不大，那華佗為什麼會死在曹操的手上？我們還是先把視線放在第一個問題上——曹操為什麼要召見華佗？

《三國志》和《後漢書》都是在記載了大量華佗的神奇事蹟之後才寫了一句話，「太祖聞而召佗」，太祖指曹操，曹操聽說了華佗的事情以後便召來華佗。而在召華佗之前，史書上記載的最後一件事就是陳登之死。這樣一來，曹操召見華佗的原因就有三種可能：第一，曹操聽說了華佗大量的帶有神奇色彩的醫療案例；第二，曹操聽說陳登不出華佗所料而死；第三，曹操聽了上面兩件事情。

我們先討論第一種，因為曹操跟華佗都是沛國譙人，是老鄉。因此，對於華佗神奇的醫術，曹操不可能不知道。

第二種情況是曹操聽說了華佗預言陳登三年以後病要復發，如果沒有良醫為他治療，他就會死，結果陳登如期而死。這種說法的可能性取決於曹操和陳登的關係到底怎麼樣。熟悉三國歷史的人都知道，陳登是曹操最信任、最器重的人。陳登之死對曹操的影響非常之大，再加上老百姓傳聞華佗是神醫，於是就動了召華佗之心。

當然，曹操召華佗是確實想請華佗給自己看病。曹操有頭風病，而且他的頭風病是持續性的神經疼，很難判斷是什麼原因造成的。當然，假如我們現代人有頭疼病，懷疑腦子裡長了什麼，倒不是非得用利斧劈開，可以先做一個腦部核磁共振，看看腦袋裡到底長了個什麼，然後再說。但是那個時候條件不行，醫療條件不允許。所以，從客觀上來說，華佗的醫術神奇；從主觀上來說，曹操也的確患病，這樣曹操就動了召華佗之心。當然，曹操召華佗是分兩步的，一開始他把華佗叫過來的時候，史書記載是「常在左右」，就是經常在曹操的身邊，曹操的頭疼病一發作，華佗就給他做針灸治療，針灸以後針拔疼止，效果特別好。這個時候，曹操的病不是很重，不是每天都發作，所以他發作的時候才需要華佗，不需要的時候未必要請到身邊來。可見此時，曹操對華佗的依賴性還不強。

第二個階段，史書記載叫「太祖親理」，指曹操親自處理國家大政。這個時候，曹操「得病篤重」，病得很重，然後使佗「專視」，召見華佗，專門為自己看病。大家注意這兩個詞，前邊是「常在左右」，後來發展成「專視」。前面是一般需求，後來是特殊需求，這兩種需求差別很大。那麼「太祖親理」是在什麼時候呢？據我估計，大約在袁紹集團滅亡之後，即建安十年之後，曹操掌握了東漢政府的實權，親自處理朝政。當然，隨著處理朝政的繁忙，曹操的病情加重了，頭風病天天發作，這個時候曹操就離不開華佗了，才讓他專視。但是，華佗在曹操身邊只待了一陣子，便請假走了。華佗以什麼藉口請假走的呢？有兩種說法：回家取藥方；收到家信。曹操怎麼辦？只能准假。大家想一想，華佗要回家取藥方，如果曹操不讓他回家取，華佗沒有藥方，怎麼給曹操治病？第二種情況，收到家書，如果曹操不讓他回去，那肯定不能籠絡住華佗之心。所以，曹操准假，讓華佗走了。

但是，《後漢書》在講華佗請假回去的時候講了四點理由：第一，華佗性格古怪；第二，他內心很不得意；第三，他恥於為醫，不願意當醫生；第四，想家。

《三國志》中只記載了一個理由，「久遠思家歸」，就是離家時間長，離家遠，想回家看看。《三國志》跟《後漢書》的記載略有差異，《三國志》成書在前，《後漢書》成書在後。

華佗請假回家以後，以他妻子生病為由，多次續假不回去。曹操先是寫信催，後來又讓地方官來催，華佗仍不肯回去。為什麼曹操那樣催華佗，華佗都不肯回去呢？關於其中的原因，《三國志》跟《後漢書》的記載差不多，《三國志》的記載是「佗恃能厭食事」，《後漢書》記載的是「恃能厭事」。意思是，華佗仗著自己的醫術高明，不願意去為曹操一個人服務，結果曹操大怒，派人去查，看華佗的妻子是不是真的有病在身，結果一查，發現華佗的妻子是裝病。所以，曹操就派人把華佗抓起來，送到許縣，投入獄中。華佗投入獄中以後，曹操手下一個重要謀士荀彧，曾經勸曹操不要殺華佗，說華佗的醫術太高明了，他的生死關係著許多人的生死，不能殺！結果曹操說了一句非常典型的話，「不憂，天下當無此鼠輩耶？」意思是，別發愁，殺了華佗難道天底下再不能找到像他這樣的人嗎？但是，需要注意的是曹操用了一個詞「鼠輩」，說明他很看不起華佗。結果，神醫枉死，巨星殞落。

神醫枉死之謎

讀過三國史的人都知道，曹操是愛才、惜才、重才的人，為什麼他要殺掉像華佗這樣的神醫呢？

不知曹操是出於何種心理，他還是殺害了華佗，一個巨星就這樣殞落了。而華佗死後，除了五禽戲①之外，他的很多東西都沒有流傳下來，因此後世的人們備感惋惜。而人們在惋惜之餘，也在思考一個問題，曹操一向是以愛才、惜才、重才著稱，但他這一次為什麼一反常態，殺害醫術高超的華佗呢？曹操殺害華佗的真正原因是什麼呢？

我覺得，要從兩個方面看，一方面從曹操的角度看，另一方面則是從華佗的角度看。

從曹操這方面來看，華佗是可殺，而且是殺而無事。因為華佗確實犯了罪，即欺騙罪。按照當時的法律，欺騙曹操是可以殺的，這叫可殺。同時，殺了華佗以後，會惹什麼麻煩嗎？不會。華佗是個醫生，在當時被稱做方士，是一個社會地位很低的人。曹操認為殺了這樣的人，對他的政權沒有威脅。所以，曹操稱他為鼠輩，視為可殺，而且殺而無事。中國古代歷來有句話很流行，叫「上醫醫國，其次疾人」。做為一個讀書人，最好的出路是治理國家，叫「上醫醫國」，其次是「疾人」，就是為一般的人看病。有本事的人去治國，沒本事的人去給老百姓看病。華佗只是一個看病的醫生，在那個時代不受重視，所以被殺了。

從華佗這方面來看，促使他被殺的原因，主要有以下三點：

第一，他不願意給曹操當侍醫，本來是個走方郎中，四處遊走，現在要給一個人看病，他不願意。

第二，思鄉心切，太想念自己的家鄉和家人了。

第三，不了解曹操。曹操是軍閥，是梟雄，是東漢的丞相。這樣的人，華佗顯然對他太缺乏了解了。華佗不知道曹操是掌握著生殺大權的人，而且他找了個很拙劣的理由，說自己的妻子生病了。這是很容易查出來的，一旦查出來，就為曹操殺自己提供了一些藉口。當然，我們不能說華佗得為自己的死負責任，但是他確實有其幼稚之處。

有人說，曹操不是愛才嗎？為什麼要殺華佗這樣的有才之士呢？其實，封建專制制度從來都是把人和才分開來談的，說曹操愛人才是不對的，曹操愛的只是才，並不是有才的人。曹操真的重視人才，就會尊重華佗的人，尊重華佗的選擇。華佗不願意去，是他的自由，他願意為誰治病是他的權利，別人沒有辦法剝奪他的權利。曹操把華佗稱為鼠輩，這表明他既不重視華佗這個人，也不重視華佗這樣的才，因為曹操認為，像華佗這樣的人滿天下都是。其實曹操恰恰看錯了，人才在任何一個社會都是稀缺資源。後來曹操的小兒子曹沖生病了，沒人給他看病。曹操這才後悔了，覺得自己不該殺華佗。

所以，《三國演義》記載的華佗要為曹操劈開頭顱的故事純屬虛構，不是史實。但是，這個虛構也不是完全不靠譜。第一，華佗有麻沸散，能夠做腹腔手術，虛構的故事裡就發揮了一下，說他要做顱腔手術。第二，華佗確實死於曹操之手，所以小說的作者一發揮，就成了我們開始所講，華佗要劈開曹操的腦袋，曹操不幹，把華佗殺了。

根據前面的分析，華佗之死，曹操是罪魁禍首，難辭其咎。但是關於華佗之死，還有一個非常流行的說法，叫「要脅說」。這種說法認為，華佗仰仗著自己高超的醫術，要脅曹操給自己官做，結果曹操不理會華佗，華佗就不給曹操治病，曹操一怒之下，殺了華佗。事實真的如此嗎？

所謂「要脅說」，是說華佗要脅曹操。這是一個荒謬的說法。所以我們有必要簡單地做一番辯護。提出「要脅說」的人提了三點理由。第一，華佗這個人心理失衡。第二，他是養病自重。曹操把華佗殺了以後，說華佗本來可以治好我的病，為什麼不給我治呢？是因為他有意要養著我的病，一直不給我除根兒，他的地位就提高了，這就是養病自重。第三，華佗是誇大病情。本來就是個頭風病，華佗把曹操的病情給誇大了。這三條貌似有理，其實一條都站不住腳。我把這三條簡單剖析一下。

先說第一點，心理失衡。說華佗是個讀書人，本來想做官，沒做上，最後當了醫生，他自己對此感到恥辱。關於這一點，《三國志》和《後漢書》中的《華佗傳》都記載了，華佗確實有這個感覺，當個醫生恥辱。但是，說他心理失衡，我覺得有幾點我們要提出來說一下。

首先，華佗實際上是生逢亂世，不願為官。早年，陳登的父親陳珪推舉他做孝廉，後來由太尉黃琬征辟。孝廉跟征辟是東漢為官的兩條路，曹操就是二十歲舉孝廉走上仕途的，這兩條路華佗都不走。前面的征辟、推薦，他都沒有去，他後來怎麼可能希望依附曹操做官呢？

其次，養病之說，純屬強詞。殺了華佗以後，曹操說華佗可以治好我的病，他不治，有意地養著病。曹操的這個話不能成立，是強詞奪理。其實，曹操是以養病加罪於華佗。假如華佗能夠給曹操除斷病根的話，他為什麼不以斷病根而求官呢？假如他想做官的話，那應該乾脆一步到位把曹操的病治好。所以養病之說也不能成立。

失傳的「活人書」

再次，華佗是樂於從醫，而不是恥於為醫。做為一個讀書人，華佗早年確實想為官，但沒有做成，後來做了醫生。但是，在行醫的幾十年間，華佗跟醫學結下了深厚的感情，他知道亂世之中的老百姓非常需要良醫。我們可以舉三件事。其一，華佗身入獄中，臨死之前還把一部醫書交給獄卒，想傳下來。他告訴獄卒，這部書可以活人，所以一般人都稱這個書叫「活人書」，但是獄卒害怕曹操嚴酷的法律，沒敢接受，華佗就一把火將這個醫書燒了。一個醫生在臨死之前還想把自己總結的醫書傳下來，他是樂於為醫還是恥於為醫呢？其二，有一次華佗在路上走，突然聽見一個人痛苦地呻吟，華佗就立即停下來，主動上去看了他一下。原來是一個病人，吃東西嚥不下去，很痛苦，所以發出痛苦的叫聲。這個人並不知道華佗是醫生，並沒有求他，華佗是聽見呻吟聲跑過去的。華佗告訴病人，說，我剛才路過街上一家賣大餅的店，那個店裡既有醋，又有蒜泥，你趕快去要些醋和蒜泥喝了，說完華佗就走了。這個人趕快找到那個賣大餅的店，買了三升醋和蒜泥，然後把這三升醋和蒜泥全喝了。喝完以後，這個病人就開始吐，結果吐出來一條蟲，這其實是一種寄生蟲。這個病人打聽到華佗的家之後，駕著車到他家去，車旁邊掛著那條寄生蟲，還沒到華佗的家門口，就被華佗的兒子看見了。小孩子看見車上掛了一條蟲，就斷定車上坐的這個病號肯定是碰見我爹了，車邊那條蟲就是個證明。結果這個病人到華佗家裡一看，牆上掛了幾十條同樣的蟲。這個故事說明華佗行醫，已經到了一種癡迷的程度了。怎麼能說他恥於為醫呢？其三，華佗傳下來五禽戲，讓後人學習五禽戲健身；華佗又把他神奇的針灸術傳給他的弟子。可見華佗是樂於為醫，而不是恥於為醫的。

再說第二點，養病自重。這個養病自重我要提出兩點。首先，這個養病自重是誰在什麼時候說的呢?是曹操在殺了華佗之後說的。曹操殺了華佗之後說的話，大家就得琢磨琢磨了。華佗是神醫，在殺華佗之前荀彧就勸阻過曹操，但曹操是堅持自己的意見把華佗給殺了。殺了華佗以後，肯定會遭到輿論的譴責，曹操得為自己開脫罪責，所以才提出了養病說。所以這個養病說是曹操說的，他為自己開脫罪責的成分很重，不能做為定論來看。其次，缺乏理解。曹操是病人，做為病人來說，求治心切，希望一步到位把病治好。華佗是醫生，做為醫生來說，治療曹操的頭風病是治療無門。醫生和患者的想法不同，所以兩人之間有時候是很難相互理解的。華佗認為不能夠手到病除曹操的病，曹操認為華佗養病自重，這也是養病自重說出現的一個原因。

現在來說最後一點，誇大病情。這個誇大病情說也是沒有道理的。頭風病確實很難治，到今天這種神經性頭疼的病還很難治好。華佗只不過是如實告訴了曹操，而且頭風病一般都有併發症，曹操的頭風病一犯就伴隨著心慌、頭暈。所以在這種情況下，華佗如實相告，曹操卻認為他是誇大病情。所以提出新說的這三個理由都不能成立。

那麼華佗的真正死因是什麼?真正的死因其實是:第一，觸怒了曹操。曹操又是寫信，又是派人去請華佗。華佗呢?他騙曹操，死活都不去，觸怒了曹操，這是最重要的原因。第二，就是我們剛才說的，曹操既沒有把華佗看成人，尊重華佗的選擇，又沒有看重華佗的才，而是視華佗為鼠輩。既不重其人，又不重其才，他能不殺華佗嗎?只要曹操有任何一點重人、重才的想法，他都不會殺華佗。

唐代著名詩人劉禹錫曾經寫過一篇非常有名的文章，叫《華佗論》。在這篇文章中說了句非常有名的話，「執柄者之恚，真可畏諸?」「執柄者」就是掌權的人，掌握著生殺大權的人，「恚」就是憤怒，「執柄者之恚」就是掌權人的憤怒；「真可畏諸」，意思是多麼可怕啊。一個掌權的人發脾氣，真是讓人感到害怕。劉禹錫的話說得非常準，曹操就是執柄者，曹操生氣，就導致了華佗的被殺。其實劉禹錫只看到了第一點，觸怒曹操了。他沒有看到第二點，就是曹操沒有把華佗當做人和才來看待。這才導致了神醫的被殺。華佗之死，對中醫學的發展影響很大，最起碼有一點，麻沸散失傳了，中醫的外科發展受到了重大的打擊，華佗重要的醫方也沒有傳下來。所以說華佗之死是中醫學史上的一個重大損失。一直到今天，我們在講華佗的時候，對神醫華佗之死仍然抱著一種深深的惋惜之情。

①五禽戲，透過模仿虎、鹿、熊、猿、鳥（鶴）五種動物的動作，以保健強身的一種氣功、動功功法。

【附錄】

華佗字元化，沛國譙人也，一名旉。遊學徐土，兼通數經。沛相陳珪舉孝廉，太尉黃琬辟，皆不就。曉養性之術，時人以為年且百歲而貌有壯容。又精方藥，其療疾，合湯不過數種，心解分劑，不復稱量，煮熟便飲，語其節度，舍去輒愈。若當灸，不過一兩處，每處不過七八壯，病亦應除。若當針，亦不過一兩處，下針言「當引某許，若至，語人」。病者言「已到」，應便拔針，病亦行差。若病結積在內，針藥所不能及，當須刳割者，便飲其麻沸散，須臾便如醉死無所知，因破取。病若在腸中，便斷腸湔洗，縫腹膏摩，四五日差，不痛，人亦不自寤，一月之間，即平復矣。

故甘陵相夫人有娠六月，腹痛不安，佗視脈，曰：「胎已死矣。」使人手摸知所在，在左則男，在右則女。人云「在左」，於是為湯下之，果下男形，即愈。

縣吏尹世苦四肢煩，口中乾，不欲聞人聲，小便不利。佗曰：「試作熱食，得汗則愈；不汗，後三日死。」即作熱食而不汗出，佗曰：「藏氣已絕於內，當啼泣而絕。」果如佗言。

府吏兒尋、李延共止，俱頭痛身熱，所苦正同。佗曰：「尋當下之，延當發汗。」或難其異，佗曰：「尋外實，延內實，故治之宜殊。」即各與藥，明旦並起。

鹽瀆嚴昕與數人共候佗，適至，佗謂昕曰：「君身中佳否？」昕曰：「自如常。」佗曰：「君有急病見於面，莫多飲酒。」坐畢歸，行數里，昕卒頭眩墮車，人扶將還，載歸家，中宿死。

故督郵頓子獻得病已差，詣佗視脈，曰：「尚虛，未得複，勿為勞事，禦內即死。臨死，當吐舌數寸。」其妻聞其病除，從百餘里來省之，止宿交接，中間三日發病，一如佗言。

督郵徐毅得病，佗往省之。毅謂佗曰：「昨使醫曹吏劉租針胃管訖，便苦咳嗽，欲臥不安。」佗曰：「刺不得胃管，誤中肝也，食當日減，五日不救。」遂如佗言。

東陽陳叔山小男二歲得疾，下利常先啼，日以羸困。問佗，佗曰：「其母懷軀，陽氣內養，乳中虛冷，兒得母寒，故令不時愈。」佗與四物女宛丸，十日即除。

彭城夫人夜之廁，蠆螫其手，呻呼無賴。佗令溫湯近熱，漬手其中，卒可得寐，但旁人數為易湯，湯令暖之，其旦即愈。

軍吏梅平得病，除名還家，家居廣陵，未至二百里，止親人舍。有頃，佗偶至主人許，主人令佗視平，佗謂平曰：「君早見我，可不至此。今疾已結，促去可得與家相見，五日卒。」應時歸，如佗所刻。

佗行道，見一人病咽塞，嗜食而不得下，家人車載欲往就醫。佗聞其呻吟，駐車往視，語之曰：「向來道邊有賣餅家蒜虀大酢，從取三升飲之，病自當去。」即如佗言，立吐蛇一枚，懸車邊，欲造佗。佗尚未還，小兒戲門前，逆見，自相謂曰：「似逢我公，車邊病是也。」疾者前入坐，見佗北壁懸此蛇輩約以十數。

又有一郡守病，佗以為其人盛怒則差，乃多受其貨而不加治，無何棄去，留書罵之。郡守果大怒，令人追捉殺佗。郡守子知之，屬使勿逐。守瞋恚既甚，吐黑血數升而愈。

又有一士大夫不快，佗云：「君病深，當破腹取。然君壽亦不過十年，病不能殺君，忍病十歲，壽俱當盡，不足故自刳裂。」士大夫不耐痛癢，必欲除之。佗遂下手，所患尋差，十年竟死。

廣陵太守陳登得病，胸中煩懣，面赤不食。佗脈之曰：「府君胃中有蟲數升，欲成內疽，食腥物所為也。」即作湯二升，先服一升，斯須盡服之。食頃，吐出三升許蟲，赤頭皆動，半身是生魚膾也，所苦便愈。佗曰：「此病後三期當發，遇良醫乃可濟救。」依期果發動，時佗不在，如言而死。

太祖聞而召佗，佗常在左右。太祖苦頭風，每發，心亂目眩，佗針鬲，隨手而差。

李將軍妻病甚，呼佗視脈，曰：「傷娠而胎不去。」將軍言：「聞實傷娠，胎已去矣。」佗曰：「案脈，胎未去也。」將軍以為不然。佗舍去，婦稍小差。百餘日複動，更呼佗，佗曰：「此脈故事有胎。前當生兩兒，一兒先出，血出甚多，後兒不及生。母不自覺，旁人亦不寤，不復迎，遂不得生。胎死，血脈不復歸，必燥著母脊，故使多脊痛。今當與湯，並針一處，此死胎必出。」湯針既加，婦痛急如欲生者。佗曰：「此死胎久枯，不能自出，宜使人探之。」果得一死男，手足完具，色黑，長可尺所。

佗之絕技，凡此類也。然本作士人，以醫見業，意常自悔，後太祖親理，得病篤重，使佗專視。佗曰：「此近難濟，恒事攻治，可延歲月。」佗久遠家思歸，因曰：「當得家書，方欲暫還耳。」到家，辭以妻病，數乞期不反。太祖累書呼，又敕郡縣發遣。佗恃能厭食事，猶不上道。太祖大怒，使人往檢。若妻信病，賜小豆四十斛，寬假限日；若其虛詐，便收送之。於是傳付許獄，考驗首服。荀彧請曰：「佗術實工，人命所懸，宜含宥之。」太祖曰：「不憂，天下當無此鼠輩耶？」遂考竟佗。佗臨死，出一卷書與獄吏，曰：「此可以活人。」吏畏法不受，佗亦不強，索火燒之。佗死後，太祖頭風未除。太祖曰：「佗能愈此。小人養吾病，欲以自重，然吾不殺此子，亦終當不為我斷此根原耳。」及後愛子倉舒病困，太祖歎曰：「吾悔殺華佗，令此兒強死也。」

初，軍吏李成苦咳嗽，晝夜不寤，時吐膿血，以問佗。佗言：「君病腸臃，咳之所吐，非從肺來也。與君散兩錢，當吐二升餘膿血訖，快自養，一月可小起，好自將愛，一年便健。十八歲當一小發，服此散，亦行複差。若不得此藥，故當死。」複與兩錢散，成得藥去，五六歲，親中人有病如成者，謂成曰：「卿今強健，我欲死，何忍無急去藥，以待不祥？先持貸我，我差，為卿從華佗更索。」成與之。已故到譙，適值佗見收，匆匆不忍從求。後十八歲，成病竟發，無藥可服，以至於死。

廣陵吳普、彭城樊阿皆從佗學。普依准佗治，多所全濟。佗語普曰：「人體欲得勞動，但不當使極爾。動搖則穀氣得消，血脈流通，病不得生，譬猶戶樞不朽是也。是以古之仙者為導引之事，熊頸鴟顧，引挽腰體，動諸關節，以求難老。吾有一術，名五禽之戲，一曰虎，二曰鹿，三曰熊，四曰猿，五曰鳥，亦以除疾，並利蹄足，以當導引。體中不快，起作一禽之戲，沾濡汗出，因上著粉，身體輕便，腹中欲食。」普施行之，年九十餘，耳目聰明，齒牙完堅。阿善針術。凡醫鹹言背及胸藏之間不可妄針，針之不過四分，而阿針背入一二寸，巨闕胸藏針下五六寸，而病輒皆瘳。阿從佗求可服食益於人者，佗授以漆葉青黏散。漆葉屑一升，青黏屑十四兩，以是為率，言久服去三蟲，利五藏，輕體，使人頭不白。阿從其言，壽百餘歲。漆葉處所而有，青黏生於豐、沛、彭城及朝歌雲。

——《三國志・魏書・方技傳・華佗傳》

主講人簡介

王立群，一九四五年三月出生於安徽省霍山縣。河南大學文學院教授、博士生導師。兼任中國《史記》研究會顧問，中國《文選》研究會副會長。長期從事中國古代文學、中國古典文獻學的教學與研究工作，主要研究方向為中國古代山水遊記研究、《文選》研究等。

代表作有《現代〈文選〉學史》（中國社會科學出版社）、《〈文選〉成書研究》（商務印書館）、《中國古代山水遊記研究（修訂本）》（中國社會科學出版社）等。

一千多年前名醫張仲景創造的「個體化治療法」是什麼？

人為什麼會得季節病？

四季寒暑與人體五行的關係是什麼？

女性生產完為什麼要做二十八天的月子？

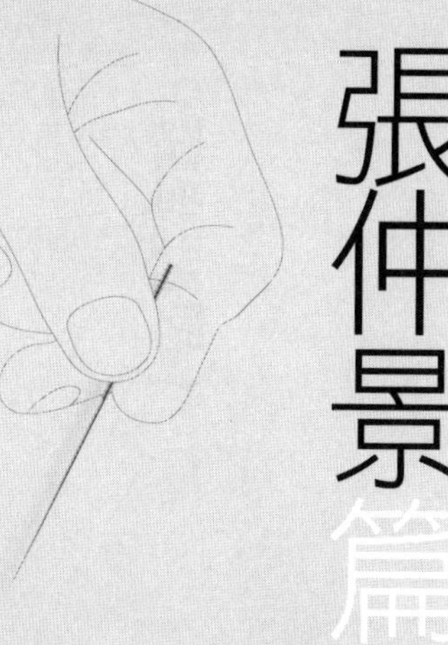

張仲景篇

張仲景，名機，東漢南陽郡涅陽人。唐代甘伯宗《名醫錄》記載張仲景曾為長沙太守，故後世又稱「張長沙」，其方書又被稱為「長沙方」。據《傷寒雜病論集》中記載，張仲景的家族原有兩百多人，由於疫病流行，自漢獻帝建安紀年以來，不到十年時間，就有三分之二的人死亡，其中七成死於傷寒。他立志發憤鑽研醫學，勤求古訓，博採眾方，刻苦攻讀《素問》、《九卷》、《八十一難》、《陰陽大論》等古代醫書，繼承古典醫書的基本理論，廣泛吸取古代流傳下來的治病良方以及當時人民與疾病作鬥爭的豐富經驗，結合個人臨床診治疾病的大量實踐，創造性地著成《傷寒雜病論》，為中醫臨床醫學的發展樹立了里程碑。

【一、醫聖之路】

張仲景是我國的一代名醫，被後人尊為「醫聖」，其所著的《傷寒雜病論》是我國的醫學名著，是中醫理論和臨床的經典。張仲景和《傷寒雜病論》，不但影響了中國和中醫，也同樣影響了世界醫學界，至今依然閃耀著智慧的光芒。那麼，張仲景跟我們的現實生活有著什麼樣的關聯？是什麼原因造就了這樣的一代名醫？張仲景到底為中醫做出了哪些傑出的貢獻？

在上個世紀末，這話聽起來好像很遙遠，實際上也就是十多年前的事，北京爆發了一次流感，那次給我的印象非常深刻。有一天我在門診，來了兩個年輕人，一男一女。女的說，大夫，我們倆都感冒了，您開藥的時候用我的名字，藥量大一點，煮完以後我喝一碗，他喝一碗。我說，為什麼要這樣啊？她說，我的藥費是能報銷的，他的不能報銷。我說，你們倆能吃一樣的藥嗎？她說，我們倆都感冒了，都是流感，怎麼不能吃一樣的藥呢？

我這個時候就看病人的具體症狀：男的鼻流清涕，特別怕冷，發燒，全身疼，嗓子癢，咳嗽，沒有汗。從中醫的角度說，這是風寒外感。女的嗓子腫痛，咳嗽吐黃痰，發燒明顯，怕冷不太明顯。從中醫的角度說，這是風熱外感。我說，他得的是風寒外感，你得的是風熱外感，他需要用辛熱的藥，你需要用辛涼的藥，你們倆怎麼能吃一鍋藥呢？這個女的馬上接我的話，她說，大夫，不對啊，不瞞您說，我們倆剛結婚二十天，我們同住一間房，同睡一張床，又同吃一鍋飯，他怎麼得的是風寒，我怎麼得的是風熱啊？

當時周圍有我幾個學生，這幾個學生也納悶，同樣的環境，又都是流感，怎麼一個是風寒，一個是風熱呢？我對病人說，因為你們兩個的體質不一樣，所以都得感冒以後，你們對這個致病因素的反應狀況不一樣，就出現了不同的臨床表現。我就對這個女的說，你是陰虛陽亢的體質，你平常就容易心煩急躁，容易風風火火，性格外向，甚至有俠肝義膽。她瞪著眼睛看我說，你會算命啊？我說，我不會算命。她說，你怎麼知道我的性格呢？我說，陰虛火旺的人就是這樣的脾氣，所以你從小一得感冒就往嗓子走。我說，你以前是不是經常犯扁桃腺炎？她說，大夫，真是這樣，我從小就經常犯扁桃腺炎，經常發燒，幾次要到兒童醫院做手術，我害怕，結果到現在也沒摘掉，現在一感冒還上嗓子。

我說，我現在知道了，你的先生是陽虛的體質，平時手腳偏涼。她說，對，他的手腳比其他人的涼。我說，你的先生性格內向，思維縝密，動作和語言沉穩。他這樣的性格，是陽虛陰盛體質的表現，所以他得了感冒以後，就容易從陰化寒，表現就是風寒外感。因為你是陰虛陽盛，外來的致病因素就會從陽化熱，所以你得的就是風熱外感。中醫在診斷這個病的過程中，並不是看什麼樣的氣候條件，什麼樣的流感病毒，他是看那個肌體對致病因素的反應狀態，這個狀態更能夠切合病人當時的實際情況。你們倆的病現在根本就不是一回事，那能吃一樣的藥嗎？

她說，那我明白了，怪不得我們第一天用了同樣的西藥沒有好，第二天、第三天用某一家醫院協定處方的那個藥，燒又沒有退。咱也甭管報銷不報銷了，您給我們倆開藥吧。

我給男的開的是辛溫的解表藥，給她開的是辛涼的清解藥，每人就開了一劑。當然，吃一劑藥這個病就好了。這就叫個體化的治療方案。個體化的治療方案更能夠針對病人當前的實際情況，甚至包括肌體對致病因素的反應狀態在內。

也是十多年前，醫學界召開過一次國際性的醫學學術交流會。在交流會上，很多國家的醫生討論了許多關於醫學界的很重要的議題，其中有個議題是「個體化的治療方案和群體化的治療方案哪一個更先進，更優化」。可能很多人沒有聽說過什麼叫群體化的治療方案，什麼叫個體化的治療方案。所謂群體化的治療方案，就是一些人都得了某種病以後，醫生都用同一種方案去進行治療。所謂個體化的治療方案，就是雖然這些人都得了同一種病，但是醫生要根據這些人的性別、年齡、個人的心理狀況，以及對疾病的反應狀態，制定出針對個體的治療方案。實際上，這兩種治療方案，中醫和西醫都在採用。

亂世中的「醫聖」之路

其實，這種最具有針對性的個體化治療方法，在我國已經延續了一千八百多年，它是由我國名醫張仲景創造的，這個觀點已經得到了國際醫學界的公認。那麼，名醫張仲景生活在什麼時代？他在醫學上的貢獻還有哪些呢？

張仲景和曹操、劉備，以及華佗都是同時代的人。他比曹操大五歲，比劉備大十一歲。張仲景，名機，仲景是他的字。他生活在東漢末年，生卒年分大約為西元一五〇年到西元二一九年。

在歷史書上，無論是《三國志》還是《後漢書》中，都沒有張仲景的傳記。宋朝時，國家組織校正醫書局校訂了《傷寒論》這部流傳下來的張仲景的著作。校訂過程中，校正醫書局的醫官們寫了一個序，這個序引了唐代甘伯宗《名醫錄》中的一段話。《名醫錄》現在我們看不到了，那麼，這段序是怎麼說的呢？曰：「張仲景，《漢書》無傳，見《名醫錄》云：南陽人，名機，仲景乃其字也。舉孝廉，官至長沙太守。始受術于同郡張伯祖。時人言，識用精微，過其師。所著論，其言精而奧，其法簡而詳，非淺聞寡見者所能及。」「張仲景，《漢書》無傳」。我要說明的是，這個《漢書》在這裡應該指的是《後漢書》。「見《名醫錄》云」，就是唐代甘伯宗所寫的那本書。接下來又說他是南陽人，名機，「仲景乃其字也」，即仲景是他的字。然後說「舉孝廉，官至長沙太守」等等。從這段記載中我們可以看出，張仲景是東漢末年人，也就是三國前期的人，他的家鄉在現在的河南省鄧州市境內。宋代國家校正醫書局寫的序，說他是拜師學的中醫，他拜的誰呢？拜他的同鄉張伯祖，張伯祖也是很有名的醫生。從對醫學的貢獻來看，張仲景的功績遠遠要高於他的老師，可以說是青出於藍勝於藍。

我們來說說「舉孝廉，官至長沙太守」。孝廉是當時社會授予孝敬父母、尊敬師長、廉潔奉公的優秀青年的一個榮譽稱號，不是官職。政府在選拔官吏的時候，就從孝廉中，也就是從這些優秀青年中選拔。張仲景在年輕時被鄉間推舉為孝廉，這件事情是可信的。

至於「官至長沙太守」，歷史書上沒有記載。長沙在東漢的時候，是歸荊州所管。長沙太守，在史書上都有記載，比如孫權的父親孫堅做過長沙太守。史書上沒有記載張仲景什麼時候做過長沙太守。有人就推測了，因為這個長沙太守的記載，曾經有幾年空缺，所以就有可能在這幾年空缺之中由張仲景做了太守。而且人們接著又推測了，張仲景又寫書，又看病，又做官，他怎麼能忙得過來呢？張仲景每個月的初一和十五不辦行政上的事情，打開大堂，讓百姓到大堂看病，所以現在把藥店的醫生叫做坐堂醫，就是從張仲景那兒流傳下來的。張仲景後來覺得做官不如當醫生能夠直接為百姓們服務，於是就不再當官，去當大夫了。

正因為在歷史上有張仲景做過長沙太守的傳言，所以後來的醫生都用「長沙」做為張仲景的代稱，或者做為張仲景著作的指代，這一點我們應當知道。所以以後要是看到某些醫學書上說「長沙」怎麼說，「張長沙」怎麼說，大家就應該知道這裡指的是張仲景。

關於張仲景治病的故事，有不少傳說。有一次，張仲景在河南桐柏山採藥，碰到一個山民找他看病，張仲景給他摸完脈就問他，先生，您的手腕為什麼有獸脈？獸是野獸的獸。張仲景夠大膽的，這個人因為被大夫看到了底細，就如實以對，他說，我是嶧山山洞裡的老猴子，這些日子身體實在不舒服，所以請你給我看看。張仲景聽完了之後，把脈，看看舌相，就從藥包裡拿出一丸藥給他吃了，老猴子吃完這丸藥之後就好了。第二天，這個山中的老猿猴扛了一塊大木頭來，對張仲景說，非常感謝你治好了我的病，我沒有什麼其他東西回報，這塊木頭是生長了一萬多年的桐木，是很珍貴的木材。桐木能做樂器，於是張仲景就請人用它做了兩把古琴，又給古琴取了名字，一個叫古猿，一個叫萬年。在中國音樂史上，這個故事和兩把古琴的名字就記載在一個叫虞汝明的人所寫的《古琴疏》裡。

夢裡神人隔空治病

關於張仲景，有不少故事和傳說流傳於後世，這些故事不但流傳於民間，在一些醫學專著裡也有不少記載，並且還有不少的證據。

在清朝康熙年間，有個人叫徐中可，他寫了一本書叫《金匱要略論注》，《金匱要略》也是張仲景的著作之一。這本書裡記載了這樣一件事情。有個讀書人叫馮應鼇，他得了重病，身上一陣冷一陣熱，治了很長時間都沒有治好，把他燒得暈暈乎乎的。那天夜裡，他覺得暈暈乎乎的，眼看就要不行了，慢慢地進入了夢鄉。在夢中，飄飄悠悠地來了一個神人，這個人穿著黃色的衣服，戴著黃色的帽子，然後就用手摸他的全身，摸完了之後，馮應鼇頓時覺得全身特別舒服。他又驚喜，又害怕，就問，您是誰啊？為什麼來給我治病啊？那個穿著黃衣服、戴著黃帽子的人就說了，我是南陽漢長沙太守張仲景。

他是神人嘛，沒有名片，不是先遞給他名片介紹介紹，而是自己口述，說我是南陽人。

古人介紹自己，先介紹是什麼地方人？是什麼朝代的？是漢代的，當然是後漢的了。做過什麼官？長沙太守。叫什麼？張仲景。馮應鼇問，那你為什麼來給我治病啊？神人說，我今天給你治病是因為也有尷尬的事情需要你幫忙。馮應鼇說，什麼事情我能幫得上你呢？張仲景說，南陽城的正東四里處——那時候還沒有公里的概念，所謂四里就是四華里——有一個祠堂，這祠堂的後面走七十七步有我的墓，過幾年會有人在墓上挖井，你要到那兒阻止他們，不要讓他們挖，因為那是我的墓，你同時把墓和祠堂整修整修，就算是對我的報答。說完了他飄然而去。

馮應鼇醒了之後，出了一身大汗，燒也退了，身上也舒服了，他非常高興。夢中神人的囑託不能隨意忘記，過了幾年，他真的到南陽城東去了，真的發現了這個祠，這個祠的北邊，就是後邊七十七步遠的地方正有幾個園丁，原書說叫園丁，也就是農民在那兒打井。他走過去一看，正好挖出個石碑，這個石碑上寫著十一個字：漢長沙太守醫聖張仲景墓。這個石碑現在還有，就放在了河南省南陽市的醫聖祠。從發現這塊石碑到現在已經有五百年了，遺憾的是這個石碑沒有署立碑的年代，也沒有署立碑人之名。一九八一年，醫聖祠在整修的過程中，就把這個墓碑往下挖了挖，發現下面埋著個碑座，碑座的一邊寫著四個字：咸和五年。這不就有年號了嗎？咸和是晉成帝司馬衍的年號，咸和五年就相當於西元三三〇年，離張仲景西元二一九年去世也就是一百一十年左右。如果這個墓碑真是那個時候立的話，那張仲景做長沙太守之事，這就是個物證。可是後來大家發現，「咸和五年」這四個字不是正正經經刻在碑座的中間，而是歪歪扭扭刻在一邊，就好像刻石頭的工人試刀的時候隨意所為，更何況，碑座是漢白玉的，碑體是青石的，從風化的程度來看，那個碑體顯然要比碑座晚。當時看到這個碑座刻著「咸和五年」的專家們，很大一部分人就想以此做為證據，來證明張仲景做過長沙太守。

張仲景是否做過長沙太守，至今也沒有更為確切的證據。而張仲景做沒做過太守，也絲毫不會影響他的偉大，因為，在漫漫歷史長河中，人們真正感受到了他留給後世的恩澤。在張仲景逝世一千三百多年後，人們把最高的讚譽送給了他，尊他為「醫聖」！而更多的故事傳說，也充分證明了張仲景在人們心目中的地位。

晉朝有一個叫皇甫謐的，他寫過一本書叫《針灸甲乙經》，是針灸著作的經典。在這本書裡，他記載了這樣一件事情，說張仲景遇見了侍中王仲宣。侍中是什麼人？就是皇帝的貼身隨從，是皇帝的秘書，可以出入宮廷，可以參與政事，所以是一個重要官員。但是這個王仲宣這時候還不是侍中。張仲景見到他的時候，王仲宣只有二十歲。張仲景一看見他就說，哎呀，小伙子，你身體可有病啊。張仲景說，如果不治，二十年以後你的眉毛會掉光，眉毛掉光了再過半年你就死了。可是誰願意讓人一見就說有病啊？王仲宣想，我年紀輕輕的，你是咒我，還是唬我呢？張仲景接著說，你要想免除這個病災，需要吃我的五石湯。王仲宣更不懂這是什麼意思了。張仲景隨後從藥包裡把五石湯給他，也沒有收他的藥費。王仲宣心裡很不高興，沒有吃這個藥，心想，我好好的，二十來歲吃你這個藥幹什麼？過了三天以後，張仲景又遇到了王仲宣，就問他，我給你的藥你吃了嗎？王仲宣吞吞吐吐地說，吃了吃了。張仲景說，看你的氣色，就知道你根本沒吃我的藥，你這個小伙子啊，對自己的健康，對自己的生命這麼輕視。王仲宣沒有聽張仲景的話。過了二十年，他的眉毛真的掉光了，眉毛掉光了之後過了一百八十七天，半年稍稍多點，他就真的死了。

王仲宣是什麼人？此人名粲，就是王粲，字仲宣。他開始的時候投奔劉表，劉表沒有重用他，後來又轉投曹操，曹操對他很器重，後來他一直做到侍中。曹操為什麼重用他呢？因為曹操是個文學家，他很愛有才華的人，而王粲是東漢末年的一個很著名的文學家，是「建安七子」之一，他和曹植並稱為「曹王」。王仲宣生於西元一七七年，比張仲景小二十七歲，所以張仲景當時說，小伙子，你身體有病，如何如何。王仲宣不敢當著張仲景的面直接發作，他比自己大二十七歲啊，是父輩。王仲宣死於西元二一七年，死的時候真的是四十一歲。但是這個事情也禁不起嚴格的推敲。是什麼病，會讓張仲景預測王仲宣二十年後眉毛會掉光？王仲宣雖然確實是四十一歲死的，但是很多人認為他是死於傳染病。

奠基中醫臨床醫學

張仲景為什麼有這麼多神奇的故事？是因為他懸壺濟世，醫術高明，能為百姓解除病痛，深受大家愛戴。雖然我們不能把這些故事當做歷史，但這些故事，正是被他救治的病人及其後人，對於一代神醫的讚歎和尊崇，這也就是我們平常所說的口碑！那麼，到底是什麼樣的環境和原因，造就了這樣一位千古名醫呢？

我們剛才提到的建安七子之一王粲，他寫過一首詩，描寫他當時逃荒逃難時候的情景，這首詩寫道：「出門無所見，白骨蔽平原」，出門看到的不是滿地莊稼，滿地碧綠，而是白骨滿地。「路有飢婦人，抱子棄草間」，一個面黃肌瘦的、面色慘澹的婦女，把自己懷中抱著的孩子扔在了草叢中。「顧聞號泣聲，揮淚獨不還」，回頭聽聽孩子哭啼的聲音，擦擦眼淚，自己走了，不回來了。為什麼做為一個母親這麼狠心呢？「未知身所往，何能兩相完」，不知道我活了今天，明天還能不能活下去，怎麼讓兩個生命都完整地活下來呢？這是王粲當時見到的實際情況。

張仲景生活的年代具有兩個特點。第一個特點，是戰爭連年不斷。大家知道，三國時期，從黃巾軍起義到董卓之亂，後來到天下紛爭，三國鼎立，戰爭連年不斷，生產力遭到了破壞，生產水準下降。人們的生活水準下降了，抵抗力就會下降，就容易爆發傳染病。所以古書上常常記載，「大兵之後必有大疫」。這是張仲景生活環境的第一個特點：戰爭頻繁，傳染病流行。第二個特點，是天災不斷。張仲景在世七十年，我查過這七十年的史書，在史書上記載的大的自然災害有旱災、水災、冰雹、地震、蝗蟲、龍捲風、泥石流、雷電、海水倒灌、河堤決口，幾乎我們能夠想到的自然災害，那個時候都出現了，而且這些自然災害能夠記入正史中，說明這些自然災害的嚴重程度不是局部的。自然災害也破壞了生產力，於是生產水準下降，導致人民的生活水準下降，抵抗力降低，也引發大量的疾病流行。所以古人就有「大災之後必有大疫」的說法。

據史書記載，當時的百姓「不死於兵，即死於病」，不是因為戰爭而死，就是因為疾病而死。史書上還說，中原大地，「白骨委積，人相食啖」。廣闊的中原，出現了人吃人的慘景，到處可以見到白骨。

張仲景正是生活在這樣的一個時代背景中。那麼，他是怎樣記述自己的這段經歷的呢？他說，「余宗族素多，向餘二百」，說我的家族是一個很大的家族，曾經有過兩百口人，「建安紀年以來，猶未十稔」，說建安元年以來，就是從西元一九六年以來，不到十年的時間，「其死亡者，三分有二」，兩百多口人死了三分之二。這些人是怎麼死的呢？「傷寒十居其七」，仲景這裡所說的傷寒是指傳染病，是外感病，十分之七的人都是死於這個病。張仲景做為一個醫生，他面對這樣一個社會現實，看到眾多的親人和百姓被疾病、傳染病奪去了生命，而他在救治的過程中，發現力不從心，難以挽回他們的生命，所以他就發憤圖強，立志鑽研醫術，來創立一種防治傳染病的方法和途徑。

眼睜睜地看著眾多的百姓不斷死於戰爭和瘟疫，又眼睜睜地看著自己的親人被病魔奪去生命，做為醫生的他卻無能為力，張仲景感到了自己的平庸和無能。動亂的年代呼喚名醫，於是張仲景下定決心，鑽研醫術，憑著過人的毅力和智慧，終於寫成一部醫學名著，給後人留下了一筆寶貴的財富。那麼，他又是怎麼做到的呢？

關於《傷寒雜病論》的成書過程，張仲景自己是怎麼說的呢？「勤求古訓，博采眾方」。對古人遺留下來的醫學經典理論做深入的研究和探討，對當代和古代人們防治疾病的這些經驗、方子，廣泛地收集，這就叫「勤求古訓，博采眾方」。他自己接著說，寫這本書參考了很多書。他把書名都列上了，有《素問》、《九卷》。這些書名也許大家都沒聽說過，但是大家肯定聽說過《黃帝內經》，《素問》、《九卷》是《黃帝內經》中的兩大部分。《九卷》後來更名為《靈樞》。還有《八十一難》，就是《難經》，這些書現在都可以看得到。還有《陰陽大論》，這本書現在看不到了，但是在張仲景所寫的書裡，引了一大段《陰陽大論》的內容。《胎臚藥錄》，從名字來看好像是婦科與兒科一類的書，或者是包括了藥物治療的一類書。他參考了大量的古典書籍，同時自己又親身參加實踐，並評脈辨證，然後寫成了《傷寒雜病論》，一共十六卷。

《傷寒雜病論》的問世，奠定了中醫臨床學的基礎。因為在這之前，中國的醫學分了兩大門類。一大門類是基礎理論的著作，就像我剛才所說的《黃帝內經》，它是講人和自然的關係，講人的生理、病理，講致病的因素，是古代的百科全書，上及天文，下及地理，包羅萬象。在張仲景那個時候，已經有了這部書。另外一部分是古人治病的一些經驗。那個時候把它叫做「經方」，就是經驗用方。當時的醫生跟著感覺走，病人來了，說，我頭疼，身上發冷，發燒，咳嗽，喘。醫生就認為他應該用點麻黃，應該用點桂枝，應該用點杏仁，應該用點甘草。那個時候又沒有紙張，醫生就把這些藥寫在竹板上，寫完之後都是醫生自己採藥給病人包好了，甚至給病人煮好了藥，病人拿走喝了。第二天病人來了，說，喝了你的藥我的燒退了，身上也不疼了，也不喘了，你的藥可真好。醫生就說了，哎，這是我的經驗。於是就把這個竹板放在這兒。經驗用方，是通過檢驗而確認有效的。又有病人來了，全身浮腫，尿不出尿來。

從今天的角度看，可能是尿毒症吧，他憑著感覺也開了個方子，給了病人。過了幾天，家屬來了，說，大夫，我們家那個病人死了。他一看這個經驗不靈，不能流傳於後世，就把這個竹板燒了。所以流傳下來的都是經過臨床檢驗而有效的東西。那個時候，就把這些用方叫做「經方」。而張仲景就收集了大量這樣的東西，又把臨床治療的經驗和理論結合起來。這就開創了中醫臨床醫學新的里程。所以，我們說張仲景是中醫臨床醫學的奠基人。而今天人們把張仲景著作中的方劑稱為「經方」，則是「經典」方劑的意思了。

時代的呼喚和個人的努力，造就了一代名醫張仲景，也造就了醫學名著《傷寒雜病論》。然而，在動盪戰亂的漫長年代裡，《傷寒雜病論》卻難以保全。在張仲景死後的八百年裡，經過後人的不懈努力，先後發現了散佚的《傷寒雜病論》部分殘卷。人們分別校訂，刊印成書。於是，寫入中學歷史課本的中醫名著《傷寒雜病論》，現在實際上一分為二，成為兩本書——《傷寒論》和《金匱要略》。而這兩本醫學名著，至今仍然是中醫藥系統的經典教材，是學習中醫的必讀書目。

張仲景的醫聖之路我們就介紹到這裡，張仲景所創立的個體化的治療方法和個體化的治療手段，在今天我們叫什麼？從張仲景的著作裡，我們今天的醫生能得到哪些啟發？如何用他的理論和方法處理我們今天所遇到的疾病？請看下一講。

【二、流芳百世】

一代名醫張仲景對於中國醫學的貢獻之一，就是創造了個體化的治療方法。這種方法不但影響了我國的傳統醫學，也影響了世界醫學界。張仲景的個體化治療方法就是現在醫學界所說的辨證論治。為什麼有時候同樣的病證要用不同的藥方，而有時候不同的病證卻會用相同的治療方法呢？

我大學剛畢業的時候，沒有多少臨床經驗。我自己給人看病看了三個月，沒有一個病人說，吃了你的藥真痛快，吃了你的藥我的病就好了。我覺得我這麼幹下去不行，提高不了療效，就跟領導說，我能不能現在不看病，我去給老師們、老前輩們抄抄方？我們院長特別重視培養年輕人，他就讓我給一個老大夫抄方，跟著老大夫學習。

一天，來了個小伙子，他從「五一」（五月一日）開始喘，從「五一」到「十一」（十月一日）這段時間經常急性發作，用什麼藥都不能讓他一點不喘，到了「十一」的時候他就不喘了，因為天愈熱他才愈喘，就這樣一直喘了三年。我的老師就問，你這個病怎麼得的？小伙子說，別提了，三年前，因為過「五一」，有個大的活動，那天我是走得又熱又累、又渴又餓，就喝了一肚子涼水，又吃了一肚子冷的乾糧，結果這個活動沒有結束我就開始胸悶，就開始喘，從那以後，只要天一熱我就喘。我們老師想了很長時間，給他開了兩味藥。第一味藥是焦山梔，十五克；第二味藥，淡豆豉，就是豆豉，十五克。我們老師就把這個方子給小伙子了。小伙子拿著這個方子說，老大夫，我在您的醫院裡已經看了三年的病了，別的大夫都把方子寫得滿滿的，您就給我寫兩味藥，能行嗎？我們這位老師的臨床經驗特別豐富，可是他說話北方人聽不懂，所以他很少說話，也基本不講課。我們老師說，試試吧，試試吧。就讓他去試試。他不把話說滿，他絕對不說我包你好，打包票的都不是嚴謹的大夫。小伙子無可奈何地把方子拿走了。過了一個多小時，他又回來了。我記得特別清楚，那個時候包藥沒有塑膠袋，就是拿紙包上藥之後拿個紙繩繫上。他拿兩個手指頭提著七包藥，每一包都很小，就這麼拎著，說，老大夫，我找您看病不容易，您給我七包像茶葉一樣的東西，能治好我的病嗎？人家別的大夫都是七大包，我都得拿大包提啊。我們老師還是說，試試吧，試試吧。小伙子無可奈何地走了。

一個星期之後，小伙子回來了。我就問他，怎麼樣啊？他說，不怎麼樣，該喘還喘。我說那再讓老師看看，老師看完之後還開的是這兩味藥：焦山梔十五克，淡豆豉十五克。他說，老大夫，我上次吃了您這七包藥沒感覺，該喘還是喘，您能不能給我換換方啊？我們老師還是那幾個字，試試吧，試試吧。小伙子走了。第三次又來了，我說，怎麼樣啊？他說，你跟你們老師說說，給我換換方，我吃了還是喘。結果我們老師還是開這兩味藥，從此小伙子就不再來了。我想這老師也夠執著的，這兩味藥不治喘啊，而且小伙子三次都說沒有特別明顯的療效，為什麼還開這個方呢？從此我就沒再見到這個小伙子。

一年以後，我在我們醫院的樓道裡走著，突然看見那個小伙子在前面一瘸一拐地走路。我說，小伙子，你怎麼樣啊，還喘不喘？因為我一直記著這個小伙子。他回頭看見是我，說，我不喘了。我說，誰給你治好的？他說，你怎麼還問我啊？不就是那個老大夫嗎？你還在旁邊抄方。我問，你不是說看了三回沒有效果嗎？你怎麼後來就不來了呢？他說，開始是沒有效果，後來我發現就吃他這兩味藥，逐漸胸口不煩了，不悶了，以後即使發作，也發作得輕了，也不用西藥臨時止喘了。就是那年夏天，我把這兩味藥吃了兩個月，我就好了。今年夏天已經過去了，沒再犯。我說，你後來為什麼不再來看了呢？他說，我還用去看嗎？這兩味藥我記住了：焦山梔十五克，淡豆豉十五克。我拿紙寫上，我們村就有藥店。我到那兒一買，吃了藥病就好了。後來我們村的人都知道了，就這兩味藥治好了我的喘，他們都以為這是特別好的方子，都抄，他們都喝。我說，他們都好了嗎？他說，他們的病沒有一個好的。

這說明這個方子只適合這個小伙子。所以說，中醫藥這些東西，你不能大樣本群體地去用，因為中醫採用的是個體化的治療方案。這個小伙子的病情很特殊，他是在特殊的背景下，身體內部發生了變化才出現過敏性哮喘，所以在這種情況下就用清肺熱的方法治療。

回家以後，我覺得這個病例特別有意思，因為老師抓住了發病的原理，因為病人是在又熱又渴又累的時候喝了涼水，吃了大量冷的東西，把熱鬱在胸中了，所以老師用清宣鬱熱的方法就達到了療效。那個時候我很年輕，我父親和我哥哥都是中醫大夫，回到家裡以後，我就給他們講這個病例。我父親和我哥哥說，這真是出奇制勝啊，以後要遇到類似的病人，咱們也用用這個方子。幾十年過去了，我們三個人誰也沒有遇到過類似的病例。所以中醫就要具體問題具體分析，就要辨證論治。

開創個體化治療方法

老大夫用一個簡單的藥方解除了病人的痛苦，但這個藥方，對於其他看似同一類病的病人卻不起任何作用。開創個體化的治療方法，正是張仲景對於中國醫學的一大貢獻。

有一年夏天北京很熱，我的一個中學同班同學，在外地一個避暑勝地做領導，他打長途電話給我說，北京要是熱的話，你就來我們這兒避暑吧。我就去了，到那兒之後，他說，我舅舅腿疼，疼了十多年了，一直拄著枴杖走不了路，你能不能給他看看？我心想，腿疼不是風濕就是類風濕，或者是痛風，這都是比較難治的頑固病，況且都十幾年了。我不知道能不能給他治好。後來他舅舅來了，真是拄著個枴杖。我說，你是關節疼嗎？有沒有紅腫？他說，我關節不疼，關節也沒有紅腫變形。可見不是風濕，不是類風濕，也不是痛風。我說，那你到底是怎麼疼？他說，我的腿抽筋，一受涼就抽筋，一活動就抽筋，一走路、一負重，腿就抽筋，抽筋疼得我走不了路。晚上一夜一夜地抽筋，睡到半夜就痛醒了。我說，那補點鈣啊。他說，鈣片我不知道吃了多少了，就是不管用。

於是，我就想到了，一受涼他的腿就抽筋，這不是有寒嗎？中醫有驅寒的、助陽的藥啊。還有，一活動他就抽筋，而他的皮膚很乾燥，皮膚又搔癢，這不是陰血不足嗎？咱用點養血的藥，鬆解肌肉痙攣的藥，正好張仲景的《傷寒雜病論》裡有個方子，叫「芍藥甘草附子湯」，這個附子和甘草相配是助陽的，芍藥和甘草相配是養陰血、鬆解筋脈拘攣的。芍藥、甘草相配非常有意思，後來的醫生就把芍藥、甘草相配叫做「去杖湯」。中醫有個藥叫木瓜，實際上木瓜也是食品。中醫的很多藥都是藥食同源，既是藥又是食品。木瓜是鬆解肌肉痙攣的，所以我把它加進去了。還有個藥叫伸筋草，聽這個名字不就是鬆解肌肉的嗎？也加進去了。這個老先生長期不能幹活，走路不便，腿疼拄個枴杖，心情鬱悶，常常感覺胸悶，我就加了一個寬胸理氣的藥，叫蘇梗。就開了這麼一個小方。我心想，很難取得療效，他拄枴杖都拄了十多年了，怎麼能有效呢？反正你讓我開方我就開個方吧。我開了三服，我說，老先生，您要是吃著有效，又沒有什麼副作用，您就多吃幾服，沒效您就另請高明。

過了兩三年，我又到了這個地方。這都是很早以前了，那個地方當時還比較落後，自來水不是接到每個人家裡，而是在街道上，人們挑著桶去接水。我在街上走著，有個老先生挑著一桶水過來了，一看見我，就把水桶放下跟我打招呼說，郝醫生，你來了。我說，您是……？他說，我是誰誰的舅舅。他說的是我同學的小名，那個同學已經是縣長了。他說，你怎麼不認識我了，幾年前你給我看病，我腿疼，拄了十幾年的枴杖，吃了你的藥就好了，你看我現在居然能挑水了。我說，我給你開了什麼藥？因為開完方我不覺得它會有多大的療效，我就忘了。我真想看看到底是什麼方子？療效這麼好。

他挑著水，我就跟著到他家裡去了。他拿出一張紙來，紙後面貼了好幾層紙，拿漿糊黏著，成了厚厚的一個紙板，上面是我拿鋼筆寫的字，附子、白芍藥、甘草、木瓜、伸筋草，還有蘇梗，當然還有個藥，川牛膝，是引藥下行的。他說，我就吃你這個方子吃了六十多服，從此我的腿就不再抽筋了。你看我現在，不但可以走路，而且可以挑水了。我說，你為什麼把這個方子糊這麼厚啊？他說，我們這兒的人都知道我拄了十幾年的枴杖，都知道吃了這個方子之後我的腿好了，所以腿疼的病人都來求我要這個方子。我就給他們看，看的人多了就把這個方子揉爛了，所以我就貼了一層又一層。我說，他們吃了有效嗎？他說，大多數沒效。風濕性關節炎、類風濕性關節炎、痛風，這個方子本來就不是治這些病的，是治陽虛、筋脈失溫、陰血不足、經脈失養的。所以我們要特別注意，當聽說別人用某個方子治好某個病的時候，不要把這個方子拿來直接吃，它不一定適合你。這就是說，醫生給他開的方子是針對他個人的，是個體化的治療方案，不具有普遍的適應性。

張仲景創立了個體化的治療方案，那麼，我們今天的中醫界把個體化的治療方案叫做什麼呢？叫做「辨證論治」。這個「證」是什麼意思呢？就是症狀，比如病人肚子疼，咳嗽，這就是症狀。體征，如醫生按按病人的肚子，一按就疼，抬起手來也疼，一摸肚子非常硬，這就是體征。辨證論治就是醫生通過收集病人的症狀、體征、舌苔、脈象，然後用中醫的理論進行分析。分析什麼呢？分析這個病變部位在哪兒，是在臟，還是在腑？是在哪個臟？是在哪個部位？分析了它的病位，然後再分析它的性質，是寒證還是熱證？再分析正氣和邪氣之間的關係。

我們普通人可能不知道正氣和邪氣是什麼意思。正氣是什麼意思呢？正氣包括一個人的生理活動能力。比如有的小伙子吃飯多，消化得好，他消化系統的機能好，這就是生理活動能力，說明他的消化系統的正氣壯盛。有的人，吃一點點都消化不了，說明他消化系統機能差，正氣比較薄弱，這是正氣不足。正氣也包括抗病能力。流感來了，很多人都傳染上了，同樣在一個辦公室工作的某同事就不得流感，這就說明他抗病能力強。還有得病以後的恢復能力：大家都得感冒了，人家喝點薑糖水，出一點汗，一宿就好了。可是有的人，七天不好，拖了十四天。一個人好得快，就說明他正氣強盛，好得慢就說明他正氣薄弱。所以，正氣是人的生理活動能力、抗病能力和康復能力的總稱，我們保持正氣的強盛就會少得病，得了病也會好得快。邪氣是什麼呢？所有的致病的因素，不管是外來的還是內生的因素都可以叫邪氣。

中醫在分析的過程中，用中醫的理論來分析，得病以後正、邪的關係是什麼，最後得出結論，這個結論包括病變部位、病變性質、正邪關係，然後針對這種情況再去治療，這就叫「辨證論治」。但同一個病，對不同的人、在不同的階段，有不同的臨床表現，通過分析以後在治療上就用不同的方子。我們今天的人就把這叫做「同病異治」。

張仲景的辨證論治給後來的醫生另外一個啟示，叫做「異病同治」。不同的病卻可以用同一種方法，甚至用同一個方子來治療。

張仲景當時寫的書叫《傷寒雜病論》，在古代，醫學分科比較粗，只把病分了兩大類，一類是外來的致病因素，如風寒暑（熱）濕燥火這些邪氣，包括一些傳染性的致病因素所造成的病證都叫「傷寒」。那麼除了這類的病證之外，剩下的像七情六欲所導致的，飲食不調所導致的病證，都叫「雜病」。那時候分得很簡單。而張仲景呢，他外感病也治，雜病也治，所以他寫的書叫《傷寒雜病論》。

異病同治的活用醫術

《傷寒雜病論》上記載，面對兩個不同的病人，面對心煩和腹痛兩種不同的病證，張仲景居然用同一個藥方——小建中湯①，並且都療效顯著。那麼，書上的記載是真實的嗎？這種異病同治的方法真能行得通嗎？

有一次我在門診遇到一個病人，他得了結腸癌，做了手術，這是現代的首選的治療方法。醫生在手術的過程中，發現他腹腔的淋巴結轉移了很多癌細胞，因此手術之後又加了放療，這一放療就引起了放射性腸炎，肚子疼，愈到晚上愈疼，疼得他睡不著覺，只好打止痛針，吃止痛藥。找大夫看，大夫說這就是放射性腸炎，疼上半年就好了。他說，老天爺，讓我疼上半年，我可忍受不了，我還是找中醫大夫看看吧。他從網上查到了我的名字，就從外地跑來找我。我從辨證的角度來看，這個人血色素偏低，整個人比較瘦弱，他是患癌症的身體啊，這不是氣血兩虛、腹部經脈失養嗎？舌上又有瘀斑，手術以後很多人舌上有瘀斑，這是有瘀血的表現，所以我就用張仲景治療肚子疼的這個「小建中湯」，加了活血化瘀的藥給他吃。他吃了兩週以後，疼痛明顯減輕。後來又吃了一週，基本上不疼了，他非常高興。這個人手術之後到現在大概有四年多了，隔一段時間就來北京找我適當調理調理。

放射性腸炎，張仲景肯定沒有遇到過，那個時候沒有放射療法，可是我們今天用張仲景的小建中湯，用他這個方子來治療氣血不足、肚子的經脈失養、腹部筋脈拘急痙攣這些症狀，就有療效。當然，要根據病人的不同情況適當加減。

有一次，一個大一的女學生被她媽媽帶來看病，她往那一坐，面帶愁容，情緒低落，精神抑鬱，人非常消瘦，不說話。她媽媽說，我這個孩子原來很活潑，從上大學以後就像變了個人，也不愛吃飯，也不好好睡覺，逐漸消瘦。我問女孩，你月經來得正常嗎？她媽媽說，她月經正常。這個孩子就瞪了她媽媽一眼，然後就跟我說，大夫，能讓我媽媽出去一趟嗎？我跟她媽媽說，孩子既然有這個要求，你是不是迴避一下？然後媽媽就出去了。這個孩子說，我有很多事情不敢跟媽媽說，實際上我已經閉經五個月了。我說，你是不是吃減肥藥了？她說是。我說，你為什麼要吃減肥藥呢？她說，我們班的一個男生說我太胖了，所以我的心理受到了極大的刺激，我就減肥，控制飲食。沒想到，我原來的體重是一百二十斤，當減到八十斤的時候，我月經沒有了，到現在已經五個月了，可是我不敢跟我媽說。當月經沒有了之後，我發現我注意力不能集中，學習能力下降，雖然坐在課堂裡，老師講課我卻都聽不懂，就看著老師嘴動，老師說的什麼意思我不明白，然後我就高興不起來，經常自個兒哭，也不敢跟媽媽說，所以剛才我讓媽媽出去。

我說，孩子，人的體重不能減得太低，你正在學習和發育階段，女性來月經是怎麼回事啊？是五臟六腑經過代謝以後，剩餘的氣血下注胞宮，月事才能準時來。你現在攝取能量這麼少，五臟六腑基本代謝的能量都不夠用了，哪還有剩餘的氣血下注胞宮啊？所以你就閉經了。這樣的閉經如果不及時糾正，超過三年以上，你的卵巢功能受影響，遺害恐怕是終生的，你可能一輩子不能懷孕，這是第一點危險。聽不懂課了，注意力不容易集中，這是因為我們大腦的活動需要消耗人體百分之二十的能量，你現在攝入的能量還不夠五臟六腑維持基本的生命活動，哪裡有剩餘的能量來養護你的大腦啊？你看那個圍棋大師聶衛平，下圍棋的過程中，都要吸氧，為什麼？腦子缺氧啊。所以你想學習好，你想能夠集中精力，沒有充足的能量怎麼行啊？那女孩說，可是同學說我太胖了。我說，你以為骨感就好嗎？骨感就漂亮嗎？瘦到三圍都沒有了，還有男生喜歡你嗎？

這個女學生就屬於氣血兩虛、精神失養，所以才導致注意力不集中，情緒低落，精神抑鬱，興趣減少，喜靜懶動，睡眠失調，我把它叫做「減肥後精神抑鬱症」。在此，我順便奉勸有些中年婦女，到了四十來歲，千萬別減肥。如果不是過於肥胖，一般的人不用去減。四十多歲的人減肥過度，更年期會早日到來。那個女孩在青春發育期減肥過度，引發閉經，還引發了減肥後的精神抑鬱症，調整起來很困難。為了治好這個孩子，我先給她媽媽做工作，再給她做工作，前前後後調整了一年，總算正常了。現在這個孩子已經畢業了，也能夠正常工作了，談起當年這個過程，她並不迴避，說這簡直是一場噩夢。這就是我們用張仲景所提供的方法、所提供的思路來治療現代的病。

我們再舉個例子。張仲景的書上有一句話，「乾嘔、吐涎沫、頭痛者，吳茱萸湯主之」。一個人感覺噁心，吐白泡泡，又頭疼，這是怎麼回事呢?張仲景認為，這是肝有寒，胃有寒，肝、胃兩寒。寒就是陽氣不足，陽氣不足有寒，那麼水液代謝就會失調，失調以後白泡泡就出來了，陰寒邪氣順著肝經上到巔頂，就導致了頭疼。治療這個病，張仲景用的是「吳茱萸湯」。

有一回，我的一個小學同學來找我。他在外地工作，因為得了食道癌，在北京一家大醫院做了手術，做手術後沒多久，他嘴裡就總分泌大量的清稀的唾液。到我家的時候他手裡拿著個紙杯子，他不是用來喝水，而是不斷地往裡吐。我也沒有問別的，我說，唾液從道家的角度來說是非常珍貴的東西，道家把它叫做神池水、上池水、金津、玉液。道家的書上說唾液有什麼作用呢，說它可以「灌溉臟腑，濡潤四肢，紅潤面色」，經常練習吞津，面色就紅潤，所以這對女士來說是一個很好的美容方法。「輕身不老」，走起路來非常輕健，有抗衰老的作用。我說，你把這麼好的東西都給吐了，太可惜了。他說，那我怎麼辦?我說，你嚥下去。第二天一早他又來了，對我說，哎呀，你說的這個方法不行啊。我說，為什麼不行?他說，我這個唾液恐怕不是金津、玉液，不是神池水、上池水，我嚥了一個多小時之後，哎呀，我的前心後心冰冰涼，胃裡就像凍了個大冰坨子，我受不了了，我不敢嘛了。我突然意識到，他這種有大量清稀的白泡沫的唾液是「吐涎沫」，這是個中醫的術語了，因為他胃陽虛，陰寒盛，津液不化。那怎麼辦？這個人沒有乾嘔，沒有頭疼，就有這個吐涎沫，於是我給他開了吳茱萸湯。他持續服藥兩週，就不再吐了。當然，這個方子不是治胃癌的。後來我發現，許多做過食道癌和胃癌手術的病人都有過一段時間吐清稀泡沫，用這個方子都有效。

去年夏天，北京很熱，有一個大學生，她看到一個很著名的速食店推出一種新的消夏食品，叫「雪頂」，是一種冰淇淋。她連著吃了六個，中午回家，到晚上就不斷從胃裡，不是從嘴裡頭，而是從胃裡面吐泡泡，像泡沫一樣的東西往上泛，也不苦也不酸，不斷地泛，不斷地吐。睡覺之前，她自己覺得吐乾淨了，就睡了。睡到三點鐘，她感覺頭疼，疼醒了，腦袋脹，眼睛脹，醒了之後還是吐泡泡。她頭疼一直到了中午之後才稍微好轉一點，就這樣頭疼、吐泡泡持續了三天，真是痛苦難耐。她突然想到了我，就找我來了。她說，老師，我吃雪頂吃太多了，就成這個樣子了，你給我治治吧。張仲景曾在書中寫道：「乾嘔、吐涎沫、頭痛者，吳茱萸湯主之」。她呢，吐涎沫，有頭疼，這個病如果從西醫的診斷角度來說，可以診斷為胃炎。我就開了吳茱萸湯，她吃了三服，頭也不疼了，也不吐泡泡了。我給她開了五服藥，她就把剩下的兩服藥放在那兒了。過了幾天，天很熱，她又路過速食店，看到雪頂，她又饞了，又連著吃了三枚，當天晚上又是頭疼，又是吐泡泡，就把剩下兩服藥吃完了，沒完全好，又找我開了五服。這次吃完之後就完全好了，從此以後她再也不敢大量地吃這種東西了。後來她有一次碰上了我，她說，老師，你為什麼那麼狠心？我說，怎麼了？她說，你給我開的藥又苦又辣，我長這麼大沒有吃過那麼難吃的東西。我說，就是要讓你記住，人不能肆意地貪食生冷，你貪吃生冷過多，直接傷了胃的陽氣，直接傷了肝的陽氣，因此就造成這種病。

我們學校的一個學生說，郝老師，你講到張仲景，我就想起我的舅舅來了，我的舅舅頭疼十幾年了，常常夜裡三點鐘疼醒了，疼得厲害的時候，他就拿腦袋撞床頭上的一個木頭箱子，那個箱子的漆皮完全被他撞掉了，木頭都給撞了個大坑，都快撞穿了。我說，你什麼時候讓他來，我看看。來了一看，他舅舅的舌頭很胖，也很水滑。我認為，夜間一點到三點這段時間，是肝經經氣旺盛的時候，如果肝有寒邪，正邪鬥爭激烈，症狀就都表現出來了，所以這個病應當是肝寒。陰寒邪氣循肝經上逆到巔頂，輕的時候就是頭頂疼，重的時候滿腦袋疼，伴有兩個眼睛脹。為什麼？因為肝經的脈絡聯繫到眼睛。我給他用吳茱萸湯，也是前前後後吃了三週，十幾年的頭疼從此好了。

對於這個病例我也感覺到很奇怪，西醫診斷為血管神經性頭疼，疼了十幾年，就這樣治好了。張仲景的一句話，給我們提供了治療三種病的方藥，這就叫「異病同治」，都用一個方子。你看，一個是腫瘤術後，一個是過食生冷導致胃炎，一個是血管神經性頭疼，這三個是不同的病，可是醫生辨證都屬於肝胃兩寒，飲邪不化，陰寒邪氣上逆，所以就都可以用吳茱萸湯來治療。

張仲景留給後世的醫學思想和經驗，培養了一代又一代的名醫。從歷史上來看，任何一個名醫，沒有不精通張仲景的著作的。從我們當代來看，任何一個名家，任何一個著名的臨床學家，也沒有不熟讀張仲景的著作的。張仲景所創立的個體化的治療方案，我們今天把它叫做辨證論治，是中醫的特色之一。這種辨證論治的思想和方法，自然就要涉及中醫的基本理論，就會涉及中醫看待事物、看待自然的基本方法。那麼，中醫學怎樣看待人和自然的關係，中醫學研究問題的思路和方法又是什麼呢？請看下一講。

①小建中湯，成分有芍藥、桂枝、生薑、炙甘草、大棗、飴糖；功能溫中補虛，緩急止痛；主治脾胃虛寒。

【三、天人相應】

如果患者在看中醫時，中醫大夫告訴你，這個病會在哪一天哪一個時辰痊癒，你會相信嗎？如果這個預言還真的實現了，你會感到驚奇嗎？其實，這種神奇的預言是有根據的。張仲景在《傷寒雜病論》中就寫道，如果外感風寒，即使不治療，只要不發生合併症或併發症，一般七天就可以自行痊癒，如果七天不好，病程就會延至七的倍數，十四天或二十一天，這種規律被稱為「七日節律」。現代科學也證實了，人體確實存在著生理、病理的時間節律，但卻始終找不到控制這個節律的因素是什麼。而中國人早在幾千年前，就已經探明了這個答案，這就是天人相應！天人相應是中醫學的基本觀點，那麼這種觀點是怎麼形成的，這其中的科學道理在哪裡？又能給我們現代人什麼重要的啟示呢？

二十世紀三、四〇年代，北京有一個醫生，看腸傷寒特別有名，那個時候北京腸傷寒流行。腸傷寒這個病是怎麼回事呢？它是傷寒桿菌感染以後導致的一種傳染病，這個病的特點是第一個星期熱度一天比一天升高，第一天也許是三十七度，第二天就是三十七點五度，第三天成了三十八度，第四天三十八點五度，第五天可能是三十九度，第六天可能是三十九點五度，第七天成了四十度。這叫「階梯熱」，熱度一天比一天高，這是第一個星期。第二個星期、第三個星期持續處於高熱的狀態，四十度左右，甚至晝夜體溫差不超過零點五度。有的人第三週結束的時候就可能出現腸出血、腸穿孔，就有可能導致死亡。那個時候腸傷寒的死亡率是很高的。得了這個病的病人和他們的家屬，對這個病都非常擔心，於是紛紛來找這個醫生看。醫生摸摸脈，問問病史，看看病情，就告訴病人，你一天吃我一劑藥，在飲食上一定要注意忌口，只許吃煮得稀爛的粥，不許吃任何含纖維素的東西，雞鴨魚肉蛋這些東西一概不許吃，只能吃點小量的、剁成碎末的鹹菜，再喝點粥。按照這個方法去治療，你將會在幾月幾號退燒。

當時的人們都很吃驚，這個病弄不好是要死人的，這個大夫這樣胸有成竹地告訴病人幾月幾號退燒，於是家屬和病人就盼著這天到來。結果在這一天，或者差一兩天，得這個病的人就好了。經過這個醫生的治療，沒有出現一個死亡病例。這個醫生是誰呢？就是我們解放初期被譽為「四大名醫」之一的汪逢春先生。那麼汪先生為什麼能夠這樣準確地預測這個病人會在哪天好呢？他就是得益於張仲景的關於七日節律的認識。

在《傷寒論》中，張仲景說過這樣一句話，「太陽病，頭痛至七日以上而自愈者，以行其經盡故也」。他說一個外感病，通俗地說，感冒、頭疼、發燒、怕冷、沒有汗，甚至有點輕度的咳嗽、喘，如果你沒有去治療，沒有發生合併症和併發症，到第七天的時候它自己就好了。這是怎麼回事呢？是這個病的自然病程結束了。張仲景對一個一般的病毒性感冒幾天可以好，進行了預測，而且他還可以知道，這個病是在哪一天的什麼時辰會好。張仲景說：「太陽病，欲解時，從巳至未上。」這是什麼意思呢？就是這樣一個病，到第七天要好的時候，哪個時間能好？容易好呢？從上午九點，到下午三點，就是中午前後這段時間，正是汗出熱退的最有利的時機。

在張仲景的著作裡，不僅談到了外感病的七日節律，也談到了外感病的十四日節律，如果十四天沒有好，那可能就要二十一天才能好。這是不是又有點神了？

節律就是有節奏的時間規律，例如患了感冒，即使不治療，一般七天也可自行痊癒。如果病程延長，痊癒之時或許是七天的倍數，例如十四天或是二十一天。這就是「七日節律」。但繼發感染，發生了合併症、併發症，就不在此列了。那麼人體為什麼會出現七日節律？張仲景所說的七日節律有科學道理嗎？

現代醫學、現代自然科學對這種時間節律也有研究。美國有一個教授叫哈爾貝克，他從年輕的時候就開始致力於人體和動物體的生理時間節律的研究。他的研究方法說來簡單，但是需要持之以恆。他讓被研究者留下他們的尿，每次的尿，每天的尿，每個月的尿，每年的尿都留下來了。然後哈爾貝克測試被研究者的尿中激素含量的變化有沒有時間節律，結果發現，一般人尿中激素分泌的含量變化有晝夜節律，就是二十四小時一個變化週期，也有七日節律。

這個哈爾貝克在一九八二年到中國講學的時候，告訴我們一件事情：當年測試的一個小伙子，把自己每次的、每天的、每月的、每年的尿都留下來了。這個小伙子留的尿配合哈爾貝克的實驗，做了近三十年，留了整整兩大冰庫的尿液。他說我們從尿樣中檢測出了激素分泌的晝夜節律，檢測出了激素分泌的七日節律。其實呢，人的生活節奏，人的飲食，能夠干擾人體的內分泌，所以哈爾貝克教授對參加試驗的人有個要求，要求生活作息有規律，不要熬夜，晚上十一點左右要上床睡覺，要求飲食上不要吃過多的有污染的食物。參加這個試驗的小伙子嚴格遵照哈爾貝克教授試驗合同裡的要求，所以他的尿樣一直測試了近三十年。結果接近三十年的時候，有一天哈爾貝克教授又在測試他的尿樣，發現他保持了近三十年的七日節律消失了。這是怎麼回事呢？哈爾貝克就把這個人找來。當然已經不是小伙子了，都五十歲了。教授就問他，你能不能跟我說說你最近的生活到底發生了什麼變化？為什麼你保持了近三十年的尿中激素分泌含量的七日節律最近消失了？這個五十歲的男子臉一下子紅了，他說，教授，真對不起您，因為我按照您合同的要求，每天要早一些睡覺，所以我的前幾任女朋友都認為我不能陪她過夜生活，都紛紛離我而去。最近我交了個新的女朋友，她才三十多歲，結果她認為我的性機能低下。我沒有徵求您的意見，就用了一片雄性激素放在肛門裡慢慢釋放。正是用了這片雄性激素沒有多久，這個人的尿樣中保持了近三十年的激素分泌七日節律紊亂了，消失了。

當他講完課以後，我就站起來了，我說，請問教授，您認為控制生物體的內分泌活動的晝夜節律和七日節律的因素是什麼？或者說機制是什麼？他說，這個問題我們研究了很長時間，我們發現，人體的內分泌活動存在著晝夜節律和七日節律，動物體內的分泌活動也存在著晝夜節律和七日節律，於是我們就做了大量的動物試驗。到目前為止，我只能很遺憾地告訴你，我沒有在人體內和動物體內找到生物鐘所存在的位置，我不知道控制人體和生物體內分泌活動的晝夜節律和七日節律的因素是什麼。

超越西方科學節律的秘密

為了探尋人體內生物節律的秘密，美國的科學家做了很多動物試驗，他們把動物體內的內分泌器官分別摘除，發現動物體內的生物節律仍然存在，這使美國的科學家非常困惑，到底是什麼在控制著生命體內的生物節律呢？其實中國人早在幾千年前，就已經探明了這個秘密。這個答案是什麼呢？

我接著告訴他，一千八百年前中國有一個人叫張仲景，他寫過《傷寒雜病論》，在《傷寒雜病論》裡提出了疾病的晝夜節律、七日節律。在更早的時候，在兩千一百年前甚至兩千五百年前的時候，中國有一本書叫《黃帝內經》，就提出了人體生理和病理的晝夜節律、月節律、四季節律、年節律，甚至更長的六十年節律。哈爾貝克教授一聽，有點困惑，他說，我做了這麼多年的實驗，也就發現了七日節律和晝夜節律，中國醫學這麼早就提出生理、病理的這麼多節律了？他就問我，你認為控制生物體的這些時間節律的機制和因素是什麼？我說，非常簡單，天人相應。

那個英語翻譯大概沒有翻譯過中醫，他用了大概有五分鐘的時間翻譯「天人相應」。哈爾貝克教授晃晃腦袋，伸伸胳膊，表示沒有聽懂。我們所說的「天人相應」實際上是來自於《黃帝內經》。《黃帝內經》說，「人與天地相參也，與日月相應也」。現在社會上經常說，中醫講天人合一，實際上我在中醫的經典裡，無論是《黃帝內經》還是《傷寒雜病論》裡，都沒有找到「天人合一」這樣的話。那麼在什麼著作裡找到的呢？在哲學的著作裡頭，在儒家的著作裡頭。戰國時期的子思，後來的孟子，一直到西漢的大儒董仲舒，他們講的都是天道和人道的合一，講的是自然和社會的和諧，所以那是社會學家、哲學家講的天人合一。在中醫學的經典裡，不用「天人合一」這樣的話，它講的是「天人相應」。

「天人」，天和人之間，也就是人和自然之間，相感應，相適應，相順應。於是，在中醫學裡就有了這樣的比喻：天有陰陽，人有臟腑；天有四季，人有四肢；天有五行，人有五臟；地有江河，人有經絡。這些說的都是天人相應的觀點。

天人相應是古代中醫學的基本理論。古人認為，大自然是人類的父母，大自然中有什麼，人的身體裡就有什麼，所以大自然日月星辰的運動節律，也就是人體和生物體內生理、病理的時間節律的根源。那麼，人體內生理、病理的時間節律，真的是由大自然所控制的嗎？

其實這個問題非常簡單，有些病上午輕、下午重，到了晚上更重，第二天又輕了。我曾經遇到一個帕金森氏綜合症的病人，他特別有時間節律，每天晚上六點鐘到九點鐘這段時間是他的魔鬼時間，這段時間他的症狀就加重了，渾身顫抖，吃飯時連筷子都拿不住。還有精神抑鬱症的病人，常常是晨重夜輕，早上一醒，心情鬱悶，全身痠痛，哎呀，我怎麼又回到這「苦難的世界」了。心理的痛苦和身體的痛苦那真是難耐。一到傍晚，太陽一落山，全身都輕鬆了，心情好一點了，甚至能下廚給孩子做飯了。有些病人發燒上午輕，到了下午體溫就高了，這就是晝夜節律。

其實，我們的呼吸、血壓、心律、內分泌活動、胃腸的蠕動，和消化機能都有一個晝夜節律。很多人都是早上起來排大便，這不就是消化系統的晝夜節律的表現嗎？那還需要在人體內找控制晝夜節律的生物鐘嗎？當然不需要。我們的身體為什麼有晝夜節律呢？不就是我們的地球母親自轉一周的結果嗎？

女性的卵巢活動為什麼會有月節律呢？一個月來一次月經，一個月有一次排卵，這是因為月球繞地球一周給人打上的烙印。

月球繞地球一周，一個恒星月和一個朔望月，它的平均天數是二十八天多一點點。所以一個月是二十八天，有的女性的月經比二十八天少，那可能是二十五天，有的可能比二十八天多，那可能是三十五天，在這個範圍內都是正常的。

我的一個朋友的女兒是練健美的，每次見了我，都會把胳膊一伸，向我展現她的一身「疙瘩肉」。後來，她結婚了，生了小孩。生了孩子的第二天，她從醫院給我打電話說，郝叔叔，你快來救我啊。我說，你怎麼了？她說，我的肉都沒了，我一聽嚇壞了。我心裡嘀咕，肉怎麼能沒了呢？我就到醫院去了。一到醫院，她看見我就哭，說，叔叔，我是練健美的，可是現在我的肉呢？摸不到了，沒了。她以前伸出胳膊一繃勁兒，肌肉都有，她現在怎麼繃勁兒都是軟的。我一摸，鬆鬆的。我當時也不知道是怎麼回事。我就安慰她，生小孩的過程中消耗了很多的力氣，消耗了很多氣血，肌肉的張力下降了。她說，郝叔叔，那什麼時候能好啊？我說滿月就好了。其實我當時心裡並沒有數，真是滿月了她的肉就能回來嗎？第二十九天的早晨，我家的電話鈴響了，我一聽是她打來的。她高興地說，郝叔叔，我的肉回來了。真是二十八天，第二十九天就恢復了。為什麼要「坐」月子，為什麼要告訴坐月子的婦女不要太勞累？因為她那個時候肌肉太鬆弛了。

中醫講脈象，春天的脈以弦為主，夏天的脈以洪為主，秋天的脈是毛浮的，冬天的脈是沉實的。也就是說，從脈象上來看，它有四季的變化，有四季的不同，這叫「四季節律」。那麼我們把四季節律疊加起來，那不就是年節律嗎？為什麼有四季節律呢？為什麼有年節律呢？那不就是地球繞太陽一周，給我們人類打上的烙印嗎？

所以，地球上的生物體的生理活動、人的病理變化，之所以有晝夜節律、四季節律、年節律，與我們的生態環境、地球以及和地球相關的日月星辰的運動週期有關。

人與自然的節律關係

中醫理論認為，人體的生理和病理時間節律，是由大自然控制產生的。但是晝夜節律是二十四小時，月節律是二十八天，四季節律是一年，為什麼人生病的節律卻是七天呢？這個七日節律是怎麼產生的，又意味著什麼呢？

七日節律是月節律的四分之一，因為黑月的時候和滿月的時候，月象對地球上江河湖海的影響是不一樣的。上弦月就是初七，下弦月就是陰曆二十三，這兩天月象對地球上江河湖海的影響也是不一樣的。因此，一個月內，江河湖海的漲潮就出現四個週期，出現了四次強天文潮汐現象，這樣就把一個月二十八天多一點點分成四份，一份正好是七天。其實呢，七日節律實際上是普遍存在的，我們大家都知道，受精的雞蛋放到暖箱裡多少天能孵出小雞啊？二十一天，三個七天。有一次我問我太太，貓的懷孕時間是多長啊？我太太說，都說貓三狗四，是不是三個月啊？我說，不確切。

正好我們那個時候住在一樓，我們陽臺上老有隻野貓，牠跑來就不走了，我太太給它餵些食。我說，那我們就收養了吧，你把這隻貓放進來，咱們就養著看，看看是公貓還是母貓，要是母貓，等牠懷孕了，咱們看牠到底懷多長時間能生小貓。這是一隻很漂亮的波斯貓。我們後來找了個公貓給牠配種，我們發現，不多不少，牠懷了六十三天生下了小貓。這是多少個七天？七九六十三天，正好是九個七天。

小貓生出來之後，我們都特別高興，那小貓特別好玩，特別好看。我太太問我，怎麼讓老貓的奶水多一點啊？我說婦女生完孩子的時候，不都是燉雞湯喝嗎？你也給老貓燉雞湯喝吧。她真實在，從市場買了那麼一大隻雞，還是很有名的肉雞。她燉完了湯以後給貓喝，結果她告訴我，這個貓不喝湯啊。我說，牠吃肉嗎？一試，牠果然吃肉。我說，就給牠吃肉吧。從此以後，我們家的老貓天天吃雞肉。奶水是不少，沒想到第二十一天早晨，老貓出去玩去了，上午沒回來，下午沒回來，晚上還沒回來，把五隻小貓餓得喵喵叫。我太太說，這可怎麼辦？

我說，老貓不回來，咱們就用牛奶餵小貓吧。於是就拿眼藥瓶把眼藥水擠出來，吸上牛奶餵小貓，五隻小貓我們一塊兒餵。到了深夜老貓還不回來，我太太說，夜不歸宿這不大對頭啊，牠怎麼這麼沒有責任感呢？牠自己的孩子都在家裡啊！我說，這恐怕不是一個責任感的問題，可能是我們這些日子連續給牠吃雞肉，或者是營養失衡，或者是營養過剩，牠就提前發情了。直到第三天早晨，老貓回來了，拖著疲憊的身體，一臉憔悴，躺在窩裡動都沒勁動了。我跟我太太說，不能餵雞肉了，趕緊改成以前我們給牠吃的貓糧和正常飲食。這個貓就在家裡老老實實地餵小貓，餵了兩個月，小貓一個個都非常漂亮和健壯了。

這個事情是怎麼回事呢？就是我們人為的餵養能夠干擾貓的正常的生理節律。後來我就跟我太太說，用雞蛋孵小雞是二十一天，貓懷孕是七九六十三天，兔子懷孕多長時間啊？她說，四七二十八天。我說，那老虎懷孕時間是多長啊？她說，你想讓我養老虎啊？我說，那是不行的。於是我給動物園打了個電話，動物園的人告訴我，老虎懷孕是一百零五天，十五個七天。人懷孕是多長時間啊？四十個七天。都是以七日為節律的，所以七日節律是普遍存在的。七日節律是月節律的四分之一，我們剛才從人體生理、病理的晝夜節律、七日節律、月節律、四季節律和年節律的角度來看，人和自然界的日月星辰運動週期是密切相關的。

無論是七日節律，還是月節律、年節律，都說明人類和大自然是息息相關的，所以，大自然的時間節律，控制著人體內生理和病理的時間節律，這就構成了天人相應的觀點。除此之外，還有什麼能證明天人相應的觀點呢？

現代自然科學認為，宇宙構成有三個要素，這三個要素是什麼呢？是物質、能量、資訊。我們剛才從人體的生理、病理的時間節律，談到了我們人體生理、病理的資訊活動週期。這週期和我們的生態環境，和大自然是密切相關的，和日月星辰的運動在資訊上是同步的。那麼，從人體物質構成的角度來說，我們和大自然是什麼關係呢？我們人體是由各種元素構成的，構成我們身體的各種元素都來自於我們地球的地殼，甚至我們血液中的各種電解質的含量比例都和海水中各種電解質的比例是一致的。

歷史書上記載，「晉人齒黃」，就是說山西人牙齒發黃。以前有人說，山西盛產大棗，大棗是偏紅偏黃的，吃多了就把牙齒染黃了。實際上，經現代研究，不是那麼回事。那是氟斑牙，過量的氟沉積在牙齒上，導致牙齒發黃。所以就要去氟斑牙發病率高的地方研究了。那麼是水裡氟含量高，還是土裡氟含量高？檢測了水，檢測了土，氟的含量都不高，甚至還低。那是怎麼回事？人體內過高的氟是從什麼地方來的？最後發現，這些地方取暖和做飯，都燒一種煙煤，這種煙煤在燃燒的時候，會釋放出大量的氟。山西有很多地方，冬季很冷，所以冬季孩子們都在屋子裡不出門，用這種煙煤來取暖。房間裡的空氣被氟給污染了，孩子們從小時候起就大量吸入這種空氣，結果導致了氟斑牙。知道了這個道理以後，當地人就改善了取暖、做飯的方法，也改變了燃料，用蜂窩煤，甚至也用電，爐灶也都進行了改進，也用暖氣了，氟斑牙的發病率就明顯下降了。

還有個例子。黑龍江省有一個地方叫克山縣，那個地方過去有一種特殊的心肌病，年輕的女孩多發，而且病情惡化迅速，常常導致心律失常，心臟衰竭，死亡率很高。那個時候不知道這是怎麼回事，後來發現是這個地方的水土中缺少微量元素硒。知道這個情況以後，相關部門就在這個地區銷售的鹽中加了微量元素硒，從此以後，這個病的發病率明顯降低，即使有發病，病情也比較輕。有的地方高發一種甲狀腺腫大的病，最後調查是怎麼回事呢？原來那個地方的水土中缺少碘，所以在這個地區銷售的鹽中加碘以後，甲狀腺腫大的發病率明顯降低。

人是地球上的各種物質所化生的，從物質構成的角度來說，我們和地球，和我們的生態環境的物質構成密切相關。我們隨時隨地都在呼吸，我們吸入氧氣，呼出二氧化碳，這就是在和大自然交換物質。

從能量代謝的角度來看，我們吃食物和我們排泄穢物，是在和大自然交換能量。我們任何一個人，都不能離開我們現在生活的這個生態環境。有人說了，那怎麼還可以上月球啊，月球和我們的這個生態環境不一樣啊。大家知道，我們的太空船，它的艙裡要模擬地球的狀況。即使到了月球，人要穿太空裝，太空裝的內部也是類比地球的狀況設計製造的。

這樣的話，我們從資訊活動節律來看，從物質構成角度來看，從能量代謝角度來看，我們就是地球人，就是地球上的各種物質所化生的。這個話還真不是我說的，是《黃帝內經》所說的。《黃帝內經》怎麼說的呢？「人生於地，懸命於天，天地合氣，命之曰人。人能應四時者，天地為之父母。」「人以天地之氣生，四時之法成。」「人生於地」，人是地球物質所化生的；「懸命於天」，但是人生命的構成，和整個宇宙，和整個大自然密切相關。「天地合氣，命之曰人」，天氣和地氣結合起來，這就是人，人是天氣和地氣相結合的結果。

生命來源於大自然，所以生命的狀態和大自然密切相關。愛護大自然，其實就是愛護我們自己的生命。《黃帝內經》認為，人是天氣和地氣相結合的結果，這個氣指的是什麼呢？

我剛才從物質構成的角度，從能量代謝的角度，從生理活動和病理活動的時間節律的角度，談了人和自然密切相關。在中醫學裡，沒有物質、能量和資訊活動週期這樣的術語，只用了一個字——氣。這個「氣」是什麼意思？氣是物質的。《黃帝內經》認為，構成宇宙的是氣，構成人體的是氣，構成萬事萬物的還是氣，這不就是說氣是物質的嗎？氣是攜帶能量的。我們平常說這個人很有力氣，那他攜帶的能量多，做的工多，他幹活就俐落。氣又是資訊的載體。中醫大夫說，你這裡病氣很盛，病氣是攜帶病理資訊的。藥氣，用藥敷在某個穴位上，比如用當歸，零點五克當歸粉，或者丹參的藥粉，放在膠布上，敷在內關穴上，可以在一定程度上改善冠狀動脈的供血，緩解輕度的心絞痛。你說這兒敷一點藥粉，怎麼能治療心臟的問題呢？這就是藥氣沿著經脈影響到了心臟的血液迴圈，這叫「藥氣」。所以，中醫所說的氣，是物質的，是攜帶能量的，又是資訊的載體。

正因為中醫學把人類看成是大自然的子女，所以在研究人體的生理、病理的時候，所採取的方法是「仰觀天文，俯察地理，中知人事」。為什麼要採取這種方法呢？剛才我說了，「人生於地，懸命於天，天地合氣，命之曰人。人能應四時者，天地為之父母。」

人之所以可以適應和順應自然界寒來暑往四季的變化，因為天和地就是人類的父母啊。

《黃帝內經》裡多次提到，做為一個中醫，應當知道他的知識結構是怎樣的，要上知天文，下知地理，中知人事。

你不了解環境，你不了解化育人的這個環境，你就很難知道人的生理、病理，所以這種研究方法、研究思路，屬於整體研究的思路、整體研究的方法，把人放到整個生態環境中去研究，這就是我今天講的天人相應。

中醫學裡用「氣」溝通人和自然的聯繫。陰陽學說是講氣的性質的，是陰氣還是陽氣。而五行學說呢，是講氣的運動方式的。所以，中醫學不能沒有陰陽學說，也不能沒有五行學說。而張仲景在他的《傷寒雜病論》裡直接就說，「夫天布五行，以運萬類；人稟五常，以有五臟。經絡府俞，陰陽會通；玄冥幽微，變化難極」。

人為什麼有五臟系統？自然界萬事萬物為什麼有生長化收藏的生命節律，為什麼有生長壯老已的生命過程？這是大自然五行給打上的烙印。所以，陰陽學說、五行學說是識天、識地，認識人體生理、病理活動的重要學說。

那陰陽學說到底是怎麼回事呢？請看下一講。

【四、陰陽本源】

如果有人長了膿瘡，西醫會認為是細菌感染，一定要用抗生素，而中醫卻認為，這和患者體內的陰陽氣血失衡有關，需要用中藥調整體內的陰陽。因為中醫理論認為，由於大自然有陰、陽二氣協調穩定的消長變化，才化育了萬紫千紅的生命世界，所以陰陽是生命的本源。大自然陰陽協調則風調雨順，陰陽失衡則災害橫生。人體的陰陽協調則身體健康，陰陽失衡則疾病纏身。中醫是如何根據這種陰陽學說治病的？太極陰陽圖為什麼把陰陽交界線畫成了反S形曲線而不是直線？我們又該如何理解和辨別陰陽呢？

我高中主要學的是數理化，到了大學之後，老師講陰陽五行、天人相應，這些名詞想起來抽象，聽起來玄妙，這是怎麼回事呢？第一個學期，我就像墜入五里霧中一樣，不明所以。第一個學期的寒假我回家了，我對我爸說，您讓我學中醫，我現在覺得，我都不知道中醫的語言是科學的還是不科學的呢！我怎麼對這個學科發生了動搖啊？他說，你不是從小在家裡就看我治病嗎？我說，我覺得你看病就是憑個經驗嘛。我爸說，什麼？憑經驗？這是有理論的。我說，怎麼證明這是有理論的啊？

有一天，來了個三十五六歲的人，整個下巴長滿了鬚瘡，有的剛透出膿頭，有的已經是破潰流膿了，有的剛腫起來，有的已經變成黑疙瘩，整個下巴腫得爛兮兮的，非常難看。我父親說，我這個孩子現在讀中醫學院，你讓他先給你看。我說，這不就是感染嗎？打打青黴素。這個人說，我都打了一個多月的青黴素了，護士見了我都害怕。我說，護士見了你害什麼怕啊？他說，我的屁股都打硬了，針都扎不進去了，結果我這病還是那樣。我說，那我正在學中藥，我給你開點清熱解毒的，涼血活血的。金銀花、連翹、蒲公英、紫花地丁、板藍根、大青葉，所有寒涼的中藥，我都給他開進去了。黃芩、黃連、黃柏，我一邊寫，他一邊說，這個藥別的大夫也給我開過，我吃得胃疼，也沒有效。

我父親看完我這兩招，他就笑了，說，你的中醫沒學到家啊。我說，我剛去了一個學期，根本就沒摸著門啊。他說，你辨證啊。我說，老爸，這怎麼辨證啊？他說，你學診斷沒有？我說，診斷還沒學完呢。他說，臉是不是分區啊？我說，我們診斷書上說了，腦門的眉心這個地方屬於心肺，鼻區屬於脾胃，下巴屬於腎。我說這屬於腎啊。他說，你在診斷書上是不是這樣學的？我說，書上是那麼說的。他說，你接著往下分析，你說他是實證還是虛證？我說，他是實證。他說，你憑什麼說他是實證？你問問他得病多長時間了？他說，我這個病有兩年了，開始比較輕，近三個月愈來愈重，我下巴疼啊，說話吃飯都困難。

我父親說，都快兩年了，你說這病是慢性的，還是急性的？我說，是慢性的。我父親說，你知道不知道，久病多虛，新病多實。那你說什麼地方實，什麼地方虛？我說，從這個角度來看，我能不能辨成「腎陰虛，虛陽上亢，虛火上炎」。我父親說，行，有門兒。我說，那要開方子的話，我也會。不是養陰泄熱嗎？我開個知柏地黃湯，補腎陰，加知母黃柏，清泄虛陽。我開完了之後，我父親看完了，給我加了兩味藥，一個熱藥，肉桂。那個時候還沒有用克來計量，還是用錢，用分，他加了五分肉桂，相當於一點五克。又加了一個麥冬，加了一兩，相當於三十克。我說，老爸，你加肉桂幹什麼啊？他是炎症，你怎麼加熱藥啊？他說，我這叫引火歸源。我說，你加麥冬幹什麼啊？麥冬也不補腎陰。他說，現在腎陰虛了，虛火上炎，所以我們在補腎陰的基礎上，重用麥冬，養肺陰。母大則兒肥。為什麼我們家的老貓生完小貓，我們要給老貓吃雞肉？就是希望牠奶水多，把小貓養好啊。這叫虛則補其母。開完這個方子，我心裡還有點疑惑：憑這麼一個理論，就能治下頜的鬚瘡？

西醫治病，治的是人得的病。無論什麼情況，只要是感染，就用抗生素，但病菌很快就會產生抗藥性，所以有些感染很難治癒。而中醫治病，治的是得病的人。根據中醫理論，人的很多病證，都可能和陰陽失和有關，所以要利用藥物調整陰陽。那麼這個抗生素治不好的膿瘡，用中藥能治好嗎？

很快，一個學期過去了，暑假我又回家了。我在馬路上走著走著，一輛吉普車開得很快從跟前過去，突然來了個急煞車。我心裡很奇怪，前面並沒有什麼障礙物，它急煞車幹什麼？車停住後，車上跳下來一個人。我一看這個人好面熟啊，可是我忘了怎麼回事了。他說，郝醫生，你寒假回來的時候給我治過病，你現在看看怎麼樣？我說，您就是下頜鬚瘡、下巴腫的那個人嗎？他說，現在我下巴光溜溜的，你不認識我啦？我說，我覺得面熟，可是又覺得有點不認識。你的病怎麼好的啊？他說，不就是你開了方子，你爸爸加了兩味藥，我後來也就是吃了幾十服，然後就好了。我說，還真是有效啊。

這個病例裡頭涉及腎陰虛、虛陽上亢，涉及陰陽的問題。在這個病例裡，涉及虛則補其母，涉及金生水的問題，這就涉及了五行的問題。那陰陽五行到底是怎麼回事？

張仲景在他的書裡，用陰陽對脈象進行分類，用陰陽對證候進行分類，用陰陽來判斷疾病的預後。

陰陽失調就會產生疾病。那麼治療疾病呢，就是運用各種方法，使人體的陰陽重新達到和諧的地步，這個病就好了。

在我們的日常生活中，陰陽幾乎是無處不在，無處不有。一個家庭，如果女士在事業上、在名望上成就比較大，男士稍稍差一點，人家就說，這個家陰盛陽衰。一談天氣，今天陽光明媚，或是陰天下雨，也有陰陽的問題。一談人的性格，說這個女孩是陽光女孩，性格開朗活潑。或說這個老傢伙，陰險毒辣，也有陰陽的問題。

有一次，一個五十歲左右的女士，到我的門診上看病。她說，大夫，我陰虛陽亢。我說，你是大夫嗎？她說，我不是大夫。我說，那你怎麼知道自己是陰虛陽亢啊？她說，我眼睛乾，嘴乾，鼻子乾，到處都是乾的，所有的孔竅都是乾的，這不是陰虛嗎？嗓子乾，喝水也不管用，皮膚也乾。我說，陽亢呢？她說，我有時一陣烘熱，臉紅了，胸口一陣熱，隨後出汗，心裡頭煩，急躁，看誰都不順眼，到公司還忍著，回到家裡罵先生，罵孩子，不能控制，到了晚上睡不著覺，這不是陽亢嗎？

可見，陰陽是滲透在我們日常生活中的，處處可見的一個術語。還有那些各式各樣的陰陽圖。你到白雲觀去看看，道家的八卦圖的核心就是陰陽圖。

前些日子，我在法國，到第二次世界大戰盟軍登陸的諾曼第去參觀，結果在那個博物館裡，發現第二次世界大戰盟軍登陸時候的一個部隊，就用陰陽圖做為部隊的番號，部隊的標誌。韓國的國旗，也是一個陰陽圖。

人體陰陽的奧秘

「陰陽」二字對於我們來說並不陌生，但在中醫理論中，陰陽究竟代表著什麼？何為陰，何為陽，又為什麼說陰陽是生命的本源呢？

其實，中文裡「陰」和「陽」這兩個字，就包含了陰陽本來的意思。我們中國最早的一本字典，是東漢許慎所著的《說文解字》。在《說文解字》裡，許慎是怎麼解釋這個陽字的呢？他說，「陽，高明也」。就是說，山坡上、向陽的、明亮的地方就叫「陽」。怎麼解釋這個「陰」字呢？「陰，水之南，山之北也。」我們中國，在地球的北半球，山川河流大多是東西走向，黃河、長江，主要是東西走向；我們的重要山脈，也大都是東西走向。因此太陽在我們的南邊天空，所以水的南邊，山的北邊正是背陽的地方。陰陽本來的意思是，向陽的就屬於陽，背陽的就屬於陰。

陰陽從向陽和背陽來區分，推而廣之，凡是明亮的、溫暖的、積極的、向上的、進取的，具有這些特性的事物都屬陽。反過來，凡是屬於黑暗的、寒冷的、消極的、向下的、退步性的事物都屬於陰。但是我們對事物劃分陰陽屬性的時候，一定要注意，處在同一個級別的兩個事物，或者說處在同一個級別相關聯的兩個事物，才能區分陰陽。比如一個家庭，一男一女，男為陽，女為陰，這是可以的。兩個同學，兩個男同學，你不能說他們倆誰是陽誰是陰，你不能這樣劃分。你也不能說一個男人和一隻母狗，誰是陽誰是陰，不能這樣劃分，因為他們不是同一個級別的事物，所以這一點要特別注意。《紅樓夢》裡，史湘雲給她的丫鬟講陰陽，史湘雲講了半天，講得不錯。丫鬟這麼說，小姐，我懂了，小姐屬陽我屬陰。她懂了嗎？她沒懂。小姐的先生屬陽，小姐屬陰。丫鬟的先生屬陽，丫鬟屬陰。所以這是我們在分陰陽的時候，應當注意的。

根據中醫天人相應的理論，大自然中有什麼，人體內就應該有什麼，那麼，人體中的陰陽是怎麼劃分的呢？

人體處處有陰陽，大家伸出手看一看，一個手背，一個手心。都說手心手背都是肉，顏色一樣嗎？結構一樣嗎？不一樣，這就是陰陽打上的烙印。我們的肺的呼和吸，我們心臟的收縮和舒張，我們細胞的同化和異化，也都是陰陽打上的烙印。什麼叫同化？我們吃的飲食變成身體所需的營養物質，吸的氧氣變成我們細胞能用的東西叫同化。細胞通過代謝以後，把一些廢物排出來叫異化。我們的內分泌活動，常常是有兩種激素，既對抗又協調地完成某一項功能。肌肉的收縮和伸張，人體精神狀態的興奮和抑制，清醒和睡眠，都是陰陽給我們打上的烙印。

《黃帝內經》說，「陰陽者，天地之道也，萬物之綱紀，變化之父母，生殺之本始，神明之府也。生之本，本於陰陽。」這段話是什麼意思呢？是說陰陽存在於大自然之中，是天地間最大的道理，最大的規律。大自然有萬紫千紅、千姿百態的生命世界和各種事物，這些事物的產生和消亡過程，這些事物的發展和變化過程，這些現象的本源，它們的父母，都是陰陽。地球上為什麼會有生命呢？「生之本，本於陰陽。」有了陰陽才有了生命，沒有陰陽就沒有生命。

當我們懂了這個道理之後，我們再來看看張仲景所說的「夫天布五行，以運萬類；人稟五常，以有五臟。經絡府俞，陰陽會通；玄冥幽微，變化難極」，就能夠理解了。

中醫認為，人類是大自然所化生的，天地是人類的父母，所以中醫學在研究人的生理、病理的時候，要仰觀天文，俯察地理，中知人事。仰觀天文，天上有太陽光和熱的輻射；俯察地理，地面有晝夜和四季。白天和春夏是明亮溫暖的，這就是陽；夜間和秋冬是黑暗寒冷的，這就是陰。

我們的地球真是得天獨厚，地球離太陽的距離，如果再近上百分之一的話，地面上就是一片火熱，陽氣太亢了，那就不能化育生命。如果我們的地球，再遠離太陽百分之一的距離的話，大地就是一片寒冰，陰氣太盛了，也不能化育生命。白天和春夏的陽氣不亢不烈，夜間和秋冬的陰氣不冰不寒。地球上，晝夜四季交替，因此就出現了陰陽交替、平衡協調、平衡穩定的現象。正因為地球有了陰陽二氣有規律的、平衡穩定的、協調的交替運動，經過幾十億年的氤氳演化，才化育了萬紫千紅的生命世界。所以所有的生命，都被打上了陰陽的烙印。陰陽是大自然給我們人類和所有生命的一個「遺傳密碼」。

現代自然科學家一直希望在地球之外尋找生命，但尋找並不是盲目的。首先肯定不在恒星上找，恒星是一個發著強烈的光和熱的熾熱的星球，那個地方純陽無陰，能有生命嗎？不可能有。所以科學家不可能去太陽上尋找生命，而要在行星上尋找。先看這個行星的附近，有沒有一個發著光和熱，像太陽這樣的一個恒星。如果有的話，再看看這個行星離這個恒星的距離是不是恰當，如果距離太近，那這個行星上，陽氣太亢了，陽盛陰衰，不能在這兒找。表面的岩石都是熾熱的，能有生命嗎？如果離得太遠，那這個地方表面溫度太低了，陰氣太盛，陰盛陽衰，也不能在這兒找。說穿了，現代自然科學家在地球之外尋找生命，也是要先看一看，那個星球上存不存在著類似地球上這樣的陰陽二氣，平衡穩定、不亢不烈、不冰不寒的交替運動。有了這個條件，再進一步在這個星球上尋找，看看有沒有水，如果有了水，那可能八九不離十就會有生命。可是到目前為止，我們仍然沒有尋找到這樣一個類似地球的星球。

調和陰陽可治百病

其實幾千年前，中國的古人就認識到，陰陽是生命的本源，太極陰陽圖畫的就是陰陽消長平衡的規律，但是它為什麼把陰陽的交界線畫成了反S形曲線，而不是直線呢？古人繪製太極陰陽圖的依據是什麼？又有什麼道理呢？

談到如此重要的陰陽，就想起了那個神秘莫測的太極陰陽圖，我把它叫做陰陽消長變化圖。

古人是怎麼畫的這個圖？我不大知道。我也畫過這個圖，我是以北京地區，一年二十四個節氣，晝夜時間的差別為資料，畫了一個陰陽消長變化圖。北京在冬至這一天，夜間比白天多六個小時，從冬至過後，每過一天，白天的時長就增加兩分鐘，夜間縮短兩分鐘。到冬至之後的下一個節氣，也就是再過十五天，到小寒的時候，和冬至相比，白天時長增加半個小時，夜間縮短半個小時。一直到春分這一天，白天與夜間時長相等。過了春分之後，仍然是每過一天，白天增加兩分鐘，夜間縮短兩分鐘。到了夏至這一天，白天時間最長，夜間時間最短，白天比夜間多六個小時。從夏至以後，每過一天，夜間時長增加兩分鐘，白天縮短兩分鐘。到了秋分的時候，晝夜時間相等。然後夜間逐漸延長，白天逐漸縮短，一直到冬至的時候，夜間最長，白天最短。如果我們把這些交點連起來，就形成了一個反著的S形曲線。

這樣一個圖，古代人把它看成是生命的象徵，是生命的圖騰，因為有了陰陽才有了生命，那是化育生命的本源，那是我們的祖先。所以畫陰陽太極圖的時候，要求畫圖的人沐浴更衣，把身體洗得乾乾淨淨的，把衣服換得乾乾淨淨的；深居密室，去一個非常安靜的屋子，不要有亂七八糟的人來打擾；要誠心滌慮，非常專注，非常崇敬地、認真地畫這個圖。所以這個圖，像我剛才所說的，它是象徵生命的圖騰。

大自然陰陽協調，則風調雨順，萬物生長。如果因為某種原因而打亂了這種陰陽的協調，就會發生自然災害，從而危及大自然中的各種生命。根據天人相應的觀點，我們人體中如果陰陽協調則身體健康，如果陰陽失衡則會發生疾病，那麼中醫用什麼辦法來協調陰陽呢？

自然界由於有了陰陽二氣的協調穩定的、不斷消長進退的運動和變化才有了生命，而對生命、對人體來說，我們人體陰陽二氣的協調，就是健康的保證。這就像《黃帝內經》中所說的，「陰平陽秘，精神乃治」。陰陽平衡了，協調了，這個人的身體就是健康的。那什麼叫疾病呢？「陰陽乖戾，疾病乃起。」陰陽失調了，陰陽對抗了，陰陽不相和諧了，疾病就會產生。中醫在治病的時候，採取的是什麼方法呢？調和陰陽，使陰陽重新歸於平衡。張仲景在他的《傷寒雜病論》裡就說過這樣的話，他說，「凡病，若發汗，若吐，若下，若亡血、亡津液，陰陽自和者，必自癒。」他說凡是各種疾病，或者經過汗法，或者經過吐法，或者經過下法，這個時候呢，致病的邪氣雖然已經去了，可是正氣有所損傷，在這種情況下，只要通過肌體的調節和適當的調養，體內能夠陰陽和諧了，陰陽自調了，剩餘的這點不舒服，就會自己好。也就是說，中醫治病的目的就是調和陰陽，就是諧和陰陽。

那麼為了調和陰陽，就可能要涉及各種方法，其中像針灸、按摩，都是幫助人來調和陰陽的。大家最關心的是藥物怎麼調和人的陰陽。其實，中醫認識藥物的過程和認識食物的過程是一樣的。我們人類遠古的祖先來到自然界，他要尋找食物，在尋找食物的過程中，發現這個東西味道不錯，吃完之後，身上很舒服，那就當做食物了。這個東西味道不是太好，吃完拉肚子，就不當做食物，而當做治療大便不通的藥物。食物和藥物最初就是在自然界中尋找，自然界那些植物、動物和少部分礦物，味道甘美的，性情上陰陽協調的，那就是我們的食物，是我們為了延續生命，從自然界攝取能量的必需的食物。自然界中那些味道不夠甘美，性情不夠平和的，就是陰陽不夠平和的，我們不能在通常情況下，拿來當食物吃，但是因為它的偏差，可以糾正我們健康的偏差，就成了藥物。這些藥物除了我們盲目地採回來吃，覺得可以讓人拉肚子，覺得可以給人催吐，覺得可以讓人發汗之外，其實在很多情況下，古人通過觀察它的生態環境，大體就可以知道它是什麼功能了。

北京的南郊有一個著名的盛產西瓜的地方，有一年我們幾個老師，就到那個地方採摘西瓜。那一天特別特別熱，到了西瓜地之前，我就心想，這麼熱的天，西瓜在地裡長著的時候，一定是葉子給它打著傘，要不然西瓜可怎麼活啊。這麼熱的天，曬得人腦袋都疼了。

結果我到了地裡一看，非常吃驚，西瓜的葉子並不大，一個一個大西瓜，敞胸露懷就在太陽的直射下躺著。西瓜就是這麼長的啊！這麼長它才抗熱，為了能夠達到內外的陰陽平衡，它體內就有抗熱的成分。所以夏季的時候，自然界的陽氣盛，我們人體的陽氣也浮盛於外，加上出汗，我們的津液也消耗了，所以口渴、心煩，有時候熱得我們沒法安心工作了。這就是說我們人體的陽氣偏亢了，不能耐熱了，我們就拿自然界中富含水分的，能夠抗熱的，能夠耐熱的食物來吃，就能夠調節我們身體的平衡。大自然，真是了不起啊，它不僅化育了我們人類，也恩賜給我們各種食物，以及調理我們健康的各種藥物。

西瓜在水分充足、陽光充足的地方長大，在暑熱的時候成熟，我們在暑熱的時候吃它，就能夠起到生津止渴、抗熱解暑的效果。那冬天吃它會怎麼樣？由於現在的運輸條件好，栽培技術高，室內也可以種西瓜，所以我們冬天也可以買到西瓜。有一次一個中學生到我們這兒來看病，症狀是胃疼，這時是在冬季。我說，你吃什麼了？他說，別人送給我們家一個西瓜，我爸爸媽媽都嫌涼，他們不吃，我吃了兩塊就胃疼。我說，你夏天吃不吃西瓜啊？他說，我夏天當然吃，我吃飽了都沒事，現在為什麼吃了兩塊就胃疼啊？我說，你吃了違反時令的瓜果。西瓜是寒性的，抗熱的，冬天這麼冷你吃它，吃多了當然不行了。

按照中醫理論，大自然中所有的物質都是分陰性和陽性的，所以當人體陰陽失衡時，中醫就用自然界中屬陽的物質去補陽，用屬陰的物質去滋陰，以此來調整人體的陰陽，這也就是我們所說的中藥。大自然中的物質為什麼會形成陰陽之別，中醫又是如何辨認的呢？

有一年，那是我大學剛畢業留校當老師的時候，領導為了讓我們得到鍛鍊，讓我們到山裡採藥，專門找了一個有經驗的採藥老師父帶著我們去。在河北省興隆山上，我發現向陽山坡上，有黃芩等等，這些都是清熱藥，因為是向陽山坡，在太陽的直射下，石頭燙得人都不敢拿手摸，在這個地方茁壯成長的草藥，能抗熱。它為了協調內外的陰陽平衡，所以本身就偏性涼。在背陰的山坡上生長的藥物，大都是養陰的，比如沙參、玉竹、麥冬。在太陽直射的陽坡上，它們都很難很好地生長，在背陰的山坡上，半見太陽，半不見太陽，卻能夠茁壯地成長。

我心想，這個深山溝裡，終年不見太陽的地方，會長什麼草藥呢？我就跟那個採藥的老師說，我要下一趟山溝看一看。然後我用了兩個小時下到山溝裡，我驚奇地發現，雖然當時是夏天，但在那個山溝裡還有冰雪不化的地方。來到這麼陰冷的地方，真是暑熱頓消。我真是有點緊張，原來出的一身汗，一下子全沒有了。我沿著山溝走，周圍是些苔蘚類的、蕨類的植物，沒有什麼比較高大的植物。走著走著，我發現一種有一人高的植物，一堆一堆，綠色的葉子，開著紫色的花朵。我沒見過這種植物，不認識它，我覺得它可以在深山溝裡冰雪都不化的地方生長，一定是熱性的，能夠抗寒。我就拿小鍬頭，連根刨了一棵。它的根像小紅薯一樣，一個一個的。

當我拿到山上的時候，那個採藥的老師說，你從什麼地方採的附子啊？我說，這就是附子啊？怪不得它大辛大熱，它就生長在深山溝裡啊。為了能夠達到陰陽協調，陰陽平衡，它必須練就自己抗寒的能力，所以當我們人體不能抗寒的時候，中醫大夫會說，這是我們人體陽氣虛了，吃一些自然界中能夠抗寒的植物，就能夠糾正我們陰陽的失調。當然分析研究一種植物的藥理作用，並不僅僅是觀察它的生態環境和收採季節，也和物種以及其他多種因素有關。我們就不在這裡詳述了。

大自然真是奇妙啊，它不僅化育了我們人類，也化育了萬紫千紅的植物、動物和礦物。那些食物保證了我們能量代謝的正常，是我們生命延續的必需物質；那些藥物調理了我們人體陰陽的失調，是保證我們健康的藥物，於是中醫就有句話叫做「藥食同源」。

藥物和食物都來自於大自然，都是大自然的恩賜。所以，我們人類要愛護自然，因為那是我們的父母；要愛護自然界的一草一木，因為那是我們的同胞兄妹。中醫學就是這樣認為，自然界是由於陰陽二氣平衡協調的運動，才化育了萬紫千紅、千姿百態的生命世界。所以生命的健康存在需要陰陽協調，而中醫大夫治療疾病的手段之一，就是調和陰陽。

在中醫學裡，陰陽和五行學說常常是相提並論的。陰陽我們介紹完了，那五行到底是怎麼回事呢？請看下一講。

【五、五行生剋】

人為什麼會得季節病？大樹又為什麼會有深深淺淺的年輪？一年四季的寒來暑往和生命體之間，究竟有著怎樣的關係？中醫學採用了五行學說，來解釋這幾個疑問。五行就是「木、火、土、金、水」，中醫把它們和大自然以及人體的健康聯繫在一起，形成了中醫的特色理論，千百年來，指導著中醫的理論思維和臨床實踐。然而這種五行學說為什麼會被一些人說成是迷信？在現代社會，古老的中醫學說還能發揮作用嗎？

寒假過後剛剛開學，同學們紛紛從外地回到了北京。一個一年級的學生碰上了我，說，我們那兒有個中醫大夫，對「五行」特別了解。我說，他怎麼個了解法？學生說，我到他的診所看了，在他的診所裡，布置著五行。我說，診所怎麼布置五行啊？他說，診所的東牆，掛著一塊不知道什麼朝代的紅木家具的桌子腿，說這代表「東方木」；西牆掛著不知什麼朝代的一個破鐘的殘片，說這代表「西方金」；他的診所南牆那兒，生著個火爐子，說這代表「南方火」；靠北牆那兒，放著個大花缸，裡面放著水，說這代表「北方水」。我說，那中央是怎麼樣的？學生說，那個地面中間，有一塊地方，沒有放地板磚，露著一片黃土，說這是「中央土」。我說，這個中醫大夫，就這樣理解五行啊？學生說，老師，那怎麼理解啊？

民間很多人對「五行」到底是怎麼回事，真的有許多誤解。張仲景用「五行生剋」的理論，通過脈象和病證的關係，來判斷病證的預後；用五行生剋的思想，來預測疾病的發展趨勢。他曾經說：「見肝之病，知肝傳脾，當先實脾。」這句話是什麼意思呢？醫生要是診斷出病人患的是肝病的話，那他就該知道，肝病容易影響消化系統，容易影響脾胃，醫生要先把病人的脾胃給調補好了，肝病就不容易犯脾胃了，這個病就容易好。這就是運用了五行理論。

五行大家都知道，是「木、火、土、金、水」。這五個字，是指我們看得見、摸得著的具體的五種東西呢？還是另有所指？古人說得很清楚，「木、火、土、金、水」這五個字，有兩個層次的概念，其中一個層次叫「五材」，即五種具體的材料，五種具體的物質，這是看得見、摸得著的。《尚書大傳》曰：「水火者，百姓之所飲食也；金木者，百姓之所興作也；土者，萬物之所滋生，是為人用。」說水和火，嘩嘩的流水和燃燒的火焰，是百姓們做飯、吃飯必須用的，「百姓之所飲食也」。「金木者，百姓之所興作也」。金屬和木材，是百姓們蓋房子，土地裡幹活，做家具，日常生產勞動所用的具體東西。「土者，萬物之所滋生」，說廣博的土壤，化育萬物。「是為人用」，即這些東西是為人所利用的。所以往牆上掛桌子腿的那位醫生，他可以把他東牆上的紅木家具腿撤掉了，他掛的是「五材」，不是中醫學中的「五行」。

千百年來，人們對五行學說存在著很多的誤讀，甚至有人用它來看風水或者算命。那麼中醫學中的五行究竟指的是什麼？

陰陽五行學說，由於它是用古代文字表述的，離我們現在已經很遙遠了，所以今天的許多人對這個學說，有不少的誤解或者不理解。事實上，陰陽五行學說是包括張仲景在內的古代聖賢，通過研究自然規律，研究生命規律所取得的研究成果。陰陽五行學說已經滲透到了中國傳統文化的方方面面。當然除醫學之外，像那些風水先生和星象學家，他們也在運用陰陽五行學說，但是他們所運用的陰陽五行學說，可能和中醫原本的陰陽五行學說，已經不是一回事了。我現在只講中醫的陰陽五行學說。

張仲景在《傷寒雜病論》裡說，「夫天布五行，以運萬類；人稟五常，以有五臟。」天就是大自然，大自然敷布了氣的五種不同的運動方式，才使萬事萬物有了生長化收藏的生命節律。「人稟五常」，這個五常也是五行，人體稟受了五種常規的氣的運動方式，才有了以五臟為核心的五大生理系統。《黃帝內經》多次提到，「天有四時五行」，「天」就是大自然，有四季，有五行；「以生長收藏」，這才使植物有了生長收藏的生命階段；「以生寒暑濕燥風」，這才有了寒暑濕燥風這樣不同的氣候變化。所以從這些話來看，五行和五材不是一回事，雖然都是用的，都是「木、火、土、金、水」這五個字。五材指的是看得見、摸得著的五種東西；「行」是什麼意思？行就是運行、運動的意思。現代漢語所說的人行道、步行街、自行車，都是這個意思。因此「五行」指的是看不見摸不著的、自然界的氣的五種運動方式。

二十多年前，我住的房子在一樓，房子後面有一塊空地，我在空地上種了一些葡萄、月季花。到了春天，我覺得葡萄有些枝條應該剪掉。我就剪枝，這一剪枝，我非常吃驚地發現，從枝端流出很多水，開始滴答滴答往下掉。葡萄枝裡怎麼會滴水呢？後來就順著葡萄藤，漸漸地往下淹，水非常多。我覺得葡萄也缺肥了，就挖溝、施肥。這一挖溝碰斷了葡萄的根，從根的末端也流出很多的水。我很奇怪，這裡面怎麼會流出水呢？這時候我們學校管園林綠化的一個老師父過來了，他說，郝老師，你怎麼春天剪枝啊？我說，怎麼了？他說，在春天，植物的營養向根的末梢輸送，向枝條的末端輸送啊。你把枝條剪斷了，那個斷端就會流出大量的營養，那是葡萄的眼淚啊。你把根給碰斷了，那也是葡萄的眼淚，葡萄在哭啊。這個時候丟失的養分，丟失得太可惜了。我聽這個園林師父一講，心裡猛然一動，什麼樣的氣的運動，在春季支配著動植物的生長啊？營養向四周輸送，營養向根的末梢輸送，營養向枝條的末梢輸送，那一定是一種展放的氣，這個氣向四面八方輸送，向四面八方展放，而古人用木字代表這種展放的氣。所以「木」字在五行中，它代表的是氣的展放運動，氣從中間向四周展放，而不是指具體的木頭，具體的木材。那為什麼氣的展放運動用「木」來代表？因為樹木的根鬚，最喜歡向下伸展，樹木的枝條最喜歡向上伸展。根鬚向下伸展，可以吸收更多的營養和水分；枝條向上伸展，可以吸收更多的陽光和雨露。由於樹木根鬚和枝葉的運動特徵是向四周展放的，五行就借這個「木」字來代表氣的展放運動特徵。

於是我就聯想到五行分類的原則和方法。實際上五行分類，仍然是按照「仰觀天文、俯察地理，中知人事」的原則來進行的。仰觀天文，北斗七星的斗柄指東，俯察地理，地面為春，氣候是春風和暖氣的運動特徵，是展放，於是就把東方、春季、風、生……聯繫在一些。

五行學說的中醫理論

不同的季節，不同的氣候，動植物所表現的生長特性，也會不一樣。古人運用氣的不同運動方式，來解釋季節對於生命體的影響，這也就是中醫的理論基礎之一——五行學說。那麼夏天的時候，人們常常會感到酷熱、煩躁，食欲下降，體虧人乏，嚴重的甚至會引發季節病。這是氣的什麼運動引起的呢？

仰觀天文，斗柄指南，俯察地理，地面為夏，夏季氣候炎熱，植物的地面部分繁茂地生長。我就問那個園林師父，我的葡萄藤，都快長瘋了，根還長不長啊？他說，到了夏季，根就不怎麼長了，春季根就基本奠定好了，夏季主要長地面的部分。到了春末夏初的時候，自然界的那些動物特別活躍，交朋友的、搞物件的、壘窩的、成家的，大自然呈現出一派欣欣向榮、蒸蒸日上的景象。所以古人看到這樣的季節，這樣的氣候，這樣的動植物生長狀況，他就在想了，在這個季節，是什麼樣的氣的運動，支配著自然界一切生命的活動啊？他認為是氣的上升運動。在夏季，是以氣的上升運動為主導，支配著自然界一切生物的生命活動。用什麼樣的字代表氣的上升運動啊？古人用了個「火」字。

為什麼可以用「火」字代表氣的上升運動啊？因為「火性炎上」。大家都做過飯，做飯的時候都知道把鍋放在火的上面。有把鍋放在火的旁邊，靠熱輻射來做飯的嗎？恐怕沒有。所以大家都知道利用火性炎上的道理。

在《西遊記》裡，唐僧師徒不小心被妖魔給抓住了，綑在妖魔洞的柱子上，有一個小妖就跟老妖說，師父，咱們把他們都蒸了吃吧，豬八戒皮糙肉厚，不容易熟，放到籠屜的最下層，讓他離火近點，唐僧皮肉比較嫩，容易爛，把他放到籠屜的最上層，讓他離火遠點，這樣他們一鍋就全熟了。孫悟空一聽，就跟豬八戒說，師弟，妖精是外行，他不知道火性炎上的道理，在密閉的籠屜當中，上面的溫度最高，師父可受不了。孫悟空懂得這一點。因為孫悟空最初的師父是道家，道家最講五行。起初孫悟空一心想跳出三界外，不在五行中。什麼叫「不在五行中」啊？就是不受大自然的支配，五行是大自然的規律啊。如來佛是怎麼教育他的？他一溜兒跟斗雲翻完之後，感覺他可能已跳到天邊，他看見五根肉紅色的柱子，撐著一片青雲。他說，如來佛，你說我跳不出你的手心，我跳到天邊了，我留個記號。於是他拔下一根毫毛，變成一枝筆，寫上「齊天大聖到此一遊」。他還不解氣，撩起衣服來，撒了泡尿留了個記號。孫悟空簡直像小動物一樣。你看我們遛狗的時候，小狗不是一邊走，一邊撒尿嗎？所以孫悟空還有小動物的特性。他翻了個跟斗又回來了。如來佛不動聲色，一伸手，孫悟空大吃一驚，「齊天大聖到此一遊」怎麼寫在他的中指上了？輕輕一聞還有他留的標記。這就是五行啊，如來佛伸出的五個手指頭，就是五行。如來佛迅速把他扣到了五行山下。我們中國那麼多名山大川，為什麼把孫悟空扣到五行山下？就是為了讓他思考大自然的規律。孫悟空思考了多少年？思考了五百年。所以孫悟空懂得五行，懂得火性炎上的道理。

中醫的五行，雖然用的是「木、火、土、金、水」這五個字，但是它的含義卻是指氣的五種不同的運動方式，而一年有春夏秋冬四個季節，分別對應植物的發芽、繁茂、收穫和休眠。那麼為什麼明明是一年四季，卻對應了氣的五種運動呢？

斗柄指西，地面為秋。秋季氣候涼爽，樹木的根鬚乾枯了，枝條也乾枯了。秋季我們看到的動物的生長狀況又是怎樣的呢？過去有一首歌叫做《秋後的兔子怕鳥槍》。什麼意思啊？秋後的兔子拚命地吃，把身子吃得肥肥的、壯壯的，牠在積蓄營養，準備過冬。你到動物園看，秋季的狗熊也拚命地吃，秋季是狗熊最胖的時候，為什麼啊？積聚脂肪，積蓄營養，準備冬眠了，準備過冬了。所以古代的人，就是觀察到秋季自然界植物的營養向主幹內收，向種子和果實內貯藏的過程，觀察到秋季的動物逐漸肥胖的過程，於是認為，在秋季，是一種氣的內收運動，支配著自然界一切生物的生命活動。用什麼字代表自然界氣的內收運動呢？古人用了個金屬的「金」字。

當北斗七星的斗柄指著北方的時候，俯察地理，大地上是冬季。這個時候，氣候寒冷，萬物深藏，種子埋在土裡，根本不會發芽，發芽就會被凍死。樹葉的小幼芽，藏在芽孢裡，根本不露頭，露頭就會被凍死。冬眠的動物，藏到山洞裡，或者藏到樹洞裡都沉沉睡著了。古代的人類冬天也過著早睡晚出的生活，叫做「貓冬」。所以古人觀察到這個季節動植物生長的狀況，認為這是氣的下降和潛藏運動，支配著自然界一切生物的生命活動。用什麼樣的字代表氣的潛降活動呢？用「水」字。我們都知道，人往高處走，水往低處流。在五材中，水指嘩嘩的流水，在五行中，水代表的是氣的潛降運動。

隨著天空的斗轉星移，隨著地面上季節的更替，氣的展放運動和氣的上升運動，氣的內收運動和氣的下降運動，周而復始地交替變化。最初的時候，只有四行，因為只有四季。可是當五行和陰陽結合起來的時候，就出現了新的問題。氣的展放運動和氣的上升運動，這是氣的陽性運動；而氣的內收運動和氣的下降運動，是氣的陰性運動。氣的運動由陽性轉為陰性的時候，會有一段平穩的過渡，這種平穩的過渡是在夏末，在夏季的最後十八天，中醫稱之為「長夏」。在長夏，在我們的大地上，陰雨連綿，暑熱未退，秋風還沒有來。因為秋風未至，所以天氣悶熱潮濕，人們感覺這個季節不好過，就像桑拿天，不像春天那麼舒展，不像夏天那麼火熱，不像秋天那麼清爽，不像冬天那麼凜冽。這個時候植物在幹什麼？植物已經開花，已經結果，果實正在逐漸變大。動物在幹什麼？動物已經懷孕，胎兒正在逐漸孕育。所以此時自然界處於一個相當平穩的、化育下一代的過程。這個時候，氣的上升運動和下降運動相均衡，氣的展放運動和內收運動相均衡。自然界的氣處於相對穩定的、平穩的狀態。古人就用「土」字，代表這種氣的運動方式。

所以，在「五材」中，「土」是指化育萬物的、廣博的土壤；在「五行」中，「土」是代表氣的相對平穩的運動。於是，就由原始的四行變成了五行。「五行」就是指不同季節氣的不同運動方式。

有了五行之後，古人還考慮到這五行之間的關係，因此就引入了生和剋的概念。春季之後是夏季，春季氣的展放運動為夏季氣的上升運動的前提，創造了條件，這就叫「木生火」。

所以並不是像我們通常所理解的那樣，木頭遇到火，就著了，而是春季木氣的展放，為夏季火氣的上升，提供了前提，創造了條件。如果今年春季氣溫比較低，植物的根長得不好，枝條長得也不好，它就會影響夏季時植物的地面部分繁茂的生長，這叫「木氣虛」，不能生火。秋季氣內收，植物的種子成熟了，主幹的營養貯存得多，就利於植物過冬，這就叫「金生水」。

以前有人解釋，什麼叫「金生水」啊？你看金屬放到煉鐵爐裡，都煉成鐵水了。我們的中醫，走出國門的時候，外國人就問了，什麼叫「水生木」啊？你看水澆澆樹木，樹木就都活了。那金屬化成的鐵水澆澆樹木，樹木能活嗎？結果我們的老師詞窮了，他說，鐵水澆樹木，樹木當然不能活了，然後他接著就說，這是一種被淘汰的理論，你知道就行了，在臨床上沒有什麼用。

上面這種說法很糟糕，把中醫真正的精華之一給丟掉了。什麼叫「金生水」啊？金氣的內收運動，使植物的種子飽滿，使植物主幹的木質化程度高，就為冬季的潛藏提供了前提，創造了條件。如果它的種子沒有成熟，營養儲備少，很嫩，那它不就給凍死了嗎？冬季，水氣的潛降，為種子、為植物儲存了能量，就為第二年的展放，為植物更好的生根、發芽，提供了前提，創造了條件，這就是「水生木」的過程。

五行的相生，是按照季節的次序相生的，生得過頭就不行了，所以要引進五行的相剋。如果春季植物長得太瘋了，葉子長得太瘋，根也長得太瘋，枝條也長得太瘋，它消耗的營養就過多了，到了夏季就不能很好地生長，所以必須要制約。春季展放過度靠什麼來制約呢？靠秋季的金氣運動不展放過度，這樣才能保持平穩。這就叫「金剋木」。夏季上升的氣的運動太過頭了，就像我種葡萄，有一年夏季雨水多，我施的肥又多，結果葡萄枝都長瘋了。園林師父說，老師，這樣不行啊，枝葉長瘋了的話，就會影響結果啊。我說，怎麼辦啊？他說，你得把它的頭剪了，這就是用下降的氣來制約它，控制它，使它的上升運動控制在一定的水準，不要瘋長，不要長得太過頭，這叫什麼？這就叫「水剋火」。並非我們所想像的，拿水一澆，火就滅了。這只是從五材的角度，來談五行的相剋。

像這樣，五行有相生，就不至於導致某種氣的運動不足。五行有相剋，就不至於導致某種氣的運動太過。這樣生剋制化，五行之氣，由展放到上升，由平穩到內收，由內收到下降，由下降到第二年的展放，保持了年復一年五行之氣的交替運動，從而達到平衡、穩定、協調。經過幾十億年的氤氳演化，大自然演化出了萬紫千紅、千姿百態的生命世界。所以生命的世界都被打上了五行的烙印。

人體五行的健康印記

為什麼說世界上的生命都有五行的烙印？而五行又和人的健康有著怎樣的關係？

陰陽的烙印大家看到了，伸出手就是，手心手背都是肉，顏色不同，結構不同，功能不同，分得出來陰陽。五行的烙印在哪裡啊？五行的烙印也隨處可見。我們的家具很多都是木材做的，木材都有木紋，木紋就是樹木的年輪，那個年輪是怎麼回事？就是五行打上的烙印。

春季氣展放，所以春季樹的細胞就開始變大；夏季氣上升，夏季生長的細胞，就變到最大；秋季氣內收，秋季生長的細胞就變小了；冬季氣潛降，這時生長的細胞就變得更小了，甚至不長了。細胞大的時候，樹木的顏色就淺；細胞小的時候，它的顏色就深，這樣就留下了一圈圈年輪。

豈止樹木上有年輪，馬牛羊的牙齒上也有年輪，大魚的鱗片上也有年輪，烏龜的貝殼上也有年輪。有一次我在臺灣，去一個飯店裡吃飯，那是個非常豪華的飯店，門口有一隻特別大的海龜。因為我沒見過那麼大的海龜，我就在那兒看，結果服務員過來說，先生，我們這隻海龜一千多歲了。我說老天爺，如果牠一千多歲的話，宋朝時牠就有了，可比我大多了，這是我們的老祖先了啊。可是我定睛一看，海龜的殼上有年輪，我想數數牠到底有多少年輪，有多大年歲，數了半天沒超過一百條。我就跟服務員說，這個海龜頂多比我大點，不到一百歲，也就是八十來歲，誰告訴你這個海龜一千歲了？她說，先生，你怎麼知道？我說這叫歲月留痕，海龜的殼上不僅有年輪，牠還有季輪，四個季節疊加起來，才是一歲。我說這個海龜頂多八十來歲，牠是比我大，但是牠絕對沒有一千歲。這個服務員臉紅了。我說誰告訴你們這麼說的？她說是我們老闆說的，說這是我們的珍寶，牠有一千歲，這樣我們可以招攬客人。

在新加坡，很多人家養烏龜，我到了那兒就看，我說這家的烏龜兩歲半了，而那家的烏龜兩歲零三個月了。牠們的主人說，郝老師，你怎麼知道牠們的年齡啊？我說都寫在龜殼上，牠不僅有年輪，牠還有季輪，四季疊加起來，就是個年輪。我們吃過黃花魚，黃花魚腦袋上有兩塊硬硬的骨頭，有這個特徵的魚，就叫「石首魚」。有人研究石首魚兩塊堅硬的骨頭，把它剖成薄薄的片以後，用電子顯微鏡來看，發現它不僅有年輪，有季輪，有月輪，還有日輪。用電子顯微鏡看，如果這條魚這一天的生活是風平浪靜，食物豐富，夥伴又多，玩得又高興，牠的日輪就寬寬的、亮亮的。如果哪一天遇到狂風惡浪，沒有食物，而牠又到了一個孤苦伶仃的地方，牠又緊張，又害怕，又餓肚子，又焦慮，結果這一天的日輪，就是黑黑的一條細線。根據這條魚頭部的骨頭在電子顯微鏡下的日輪，就可以把這條魚一生的日記寫下來，由此就可以推測這個海域過去的氣象狀況，這就叫歲月留痕。我們來到這個世界上很不容易，因此，不管我們每個人遇到什麼樣的事情，都要保持良好的心態、愉悅的情緒，不要在我們生命的進程中留下黑黑的一條線，而要留下亮亮的一個痕跡。

豈止生命體有年輪，有五行打上的烙印，就連南極洲的冰層上也有年輪，也有五行打上的印記。

五行就是一年四季的變化，而四季變化留下的年輪就是五行的印記。按照天人相應的學說，大自然有什麼，人體內就有什麼，那麼人體內的五行是什麼，又在哪裡？中醫是如何利用五行學說來治病的呢？

五行學說是揭示大自然氣的運動方式及其變化規律的學說，是溝通人類與萬物、天地之間關係的紐帶，也可以看成是大自然這一生命的搖籃所賦予人類和萬物的「遺傳密碼」之一。因此，漢代醫學家張仲景才說：「夫天布五行，以運萬類；人稟五常，以有五臟。」「天」就是大自然，敷布了春季氣的展放，夏季氣的上升，長夏氣的平穩，秋季氣的內收，冬季氣的潛降。大自然敷布了氣的五種運動方式，才使萬事萬物有了生長化收藏的生命節律，才使人有了五臟系統。大自然有木、火、土、金、水五行，在人體化育了肝心脾肺腎五臟，而五臟又分別配膽、小腸、胃、大腸、膀胱等五腑，還分別配合筋、脈、肉、皮毛、骨這五體：

木—肝—膽—筋

火—心—小腸—脈

土—脾—胃—肉

金—肺—大腸—皮毛

水—腎—膀胱—骨

在這個配屬過程中，腎配著骨，那麼腎和骨骼有什麼關係呢？中醫認為，腎是藏精的，精是生髓的，髓是養骨的，所以患先天性腎病的孩子，大都骨骼先天發育不良。有一個老同志，有一次給我打電話說，郝老師，我腳骨折了，打上石膏之後，固定了四十多天了，到醫院一照片，結果原封沒動地沒有長。我說，你吃一點補腎的藥。他說，老師，我不知道吃哪些藥。我說，我給你開點中藥吧。開了中藥，他吃了兩個星期，一照片，骨頭開始長了。所以中醫用補腎的藥，就可以使骨折提前癒合。這就是運用了五行的理論。

有一次我遇到一個患冠心病、心絞痛的病人。他的心絞痛，幹活累了並不發作，他只是生氣、著急了才發作，他經常和家裡人生氣。他在醫院做了心電圖，確實有心肌供血的不足，而做冠狀動脈攝影呢，沒有明顯的冠狀動脈狹窄。所以按照一般的治療冠心病的方法治療，效果都不好。這個時候，我就想到了這是木不生火。我在治療上就用了疏肝的藥，養肝陰，養肝血，疏肝解鬱，然後調暢心氣，就這樣很快他心絞痛的症狀緩解了，而且心電圖也有所改善。

人體是一個統一的整體。人和自然是統一的，是協調的，人體各個器官也是統一的，也是協調的。所以五行學說不僅把人和自然聯繫了起來，也把臟腑、形體、官竅、情感聯繫起來了。因此，人體各個系統的氣的運動特性，也就和五行相順應。

張仲景和古代的中醫聖賢們，所採取的「仰觀天文、俯察地理、中知人事」的研究方法，屬於綜合性的、整體性的研究方法。這一研究方法，將會對世界未來的科學研究，提供更多的思路和借鑒。中醫學中的許多觀點，會為未來生命科學的研究，提供許多命題。張仲景和中醫學，在未來人類科技的發展史上，將會產生巨大的作用和影響，恐怕這一點，我們當代的人，並不一定能夠完全估計得到。

【附錄】

論曰：余每覽越人入虢之診，望齊侯之色，未嘗不慨然歎其才秀也！怪當今居世之士，曾不留神醫藥，精究方術，上以療君親之疾，下以救貧賤之厄，中以保身長全，以養其生。但競逐榮勢，企踵權豪，孜孜汲汲，惟名利是務；崇飾其末，忽棄其本，華其外而悴其內。皮之不存，毛將安附焉？卒然遭邪風之氣，嬰非常之疾，患及禍至，而方震慄。降志屈節，欽望巫祝，告窮歸天，束手受敗。賫百年之壽命，持至貴之重器，委付凡醫，恣其所措。咄嗟嗚呼！厥身已斃，神明消滅，變為異物，幽潛重泉，徒為啼泣。痛夫！舉世昏迷，莫能覺悟，不惜其命，若是輕生，彼何榮勢之云哉？而進不能愛人知人，退不能愛身知己，遇災值禍，身居厄地，矇矇昧昧，惷若游魂。哀乎！趨世之士，馳競浮華，不固根本，忘軀徇物，危若冰谷，至于是也。

余宗族素多，向餘二百。建安紀年以來，猶未十稔，其死亡者，三分有二，傷寒十居其七。感往昔之淪喪，傷橫夭之莫救，乃勤求古訓，博采眾方，撰用《素問》、《九卷》、《八十一難》、《陰陽大論》、《胎臚藥錄》，並平脈辨證，為《傷寒雜病論》合十六卷。雖未能盡愈諸病，庶可以見病知源。若能尋余所集，思過半矣。

夫天布五行，以運萬類；人稟五常，以有五藏。經絡府俞，陰陽會通；玄冥幽微，變化難極。自非才高識妙，豈能探其理致哉！上古有神農、黃帝、岐伯、伯高、雷公、少俞、少師、仲文，中世有長桑、扁鵲，漢有公乘陽慶及倉公，下此以往，未之聞也。

觀今之醫，不念思求經旨，以演其所知；各承家技，始終順舊。省病問疾，務在口給；相對斯須，便處湯藥。按寸不及尺，握手不及足；人迎趺陽，三部不參；動數發息，不滿五十。短期未知決診，九侯曾無髣髴；明堂闕庭，盡不見察。所謂窺管而已。夫欲視死別生，實為難矣。孔子云：生而知之者上，學則亞之。多聞博識，知之次也。余素尚方術，請事斯語。

——《傷寒雜病論．序》

主講人簡介

郝萬山，一九四四年出生，畢業於北京中醫學院中醫專業。現任北京中醫藥大學教授、主任醫師、博士生導師。中國名中醫學術研究會副會長、中國音樂治療學會常務理事、中華中醫藥學會仲景學說分會委員。多年從事中醫教學、臨床和科研工作。主講的《傷寒論精講》（VCD光碟），為全國中醫經典著作示範教學項目。

編著、主編和參編《郝萬山傷寒論講稿》、《傷寒論講義》等著作二十六部。

孫思邈為什麼被稱為
中醫史上的「藥王」？
孫思邈到底是高壽一百零一歲？
還是一百四十一歲？
孫思邈認為長壽的關鍵在「養性」，
而人類真的能長生不老嗎？

孫思邈篇

孫思邈，唐京兆華原（今陝西耀縣）人，偉大的醫藥學家。
天資聰穎，治學勤奮，善言老莊，通經史，知百家。
幼時多病，為籌湯藥費用，幾乎蕩盡家產，但他從未因此放鬆對經史、醫藥科學知識的學習。唐太宗、唐高宗都曾授予他高官厚祿，均被其謝絕。
其醫學著作《備急千金要方》和《千金翼方》，被譽為我國歷史上最早的臨床醫學百科全書。

【一、藥王崛起之謎】

他是一代名醫，不僅醫術精湛，而且醫德崇高。他在世時就深受百姓景仰，同時也很受皇家看重。唐太宗李世民就曾寫詩稱讚他：「巍巍堂堂，百代之師。」可見他的地位之高，影響之大。那麼，這個人是誰呢？他就是隋唐時代著名的醫藥學家，有「藥王」美譽的孫思邈。他所著的《備急千金要方》、《千金翼方》合稱為《千金方》，被譽為中國最早的臨床醫學百科全書。

那麼，孫思邈到底因為什麼樣的事情，得到了唐太宗李世民的召見呢？他最終又是憑藉什麼成為「藥王」的呢？他剛開始行醫時，有著怎樣的舉動？他得到的將是榮譽，還是恥辱？這樣一個日後成為「藥王」的人，究竟活了多大年紀呢？是一百零一歲，還是一百四十一歲？他是否有什麼高妙的養生秘訣？

孫思邈這個人很有意思，最大的一個特點，就是我們不知道他活了多大歲數。現在史學界關於孫思邈的出生年份，大致有兩種說法：一種說法，說他生在西元五四一年；另外一種說法，說他生在西元五八一年，差了四十年。他去世於西元六八二年。我們首先來說說，他出生在西元五四一年的這個記載。

那麼，關於孫思邈是西元五四一年出生的記載，出自哪兩本書呢？一本書叫《舊唐書》，另外一本書叫《新唐書》。《舊唐書》是五代年間編的；《新唐書》是北宋年間編的，編著《新唐書》的人，是著名的政治家、文學家、史學家歐陽修先生。他在《新唐書》卷二百一十九《隱逸傳》中，記載了這樣一句，說：「周洛州總管獨孤信見其少……」「周」是指北周，北周刺史獨孤信「見其」，這「其」是誰呢？是孫思邈。說見他年少，曰「聖童」矣，即說他是個聖童，聰明的意思。後面還有一句話，「顧器大難為用爾！」這個人雖然聰明，但是本事太大，也太傲氣，我用不了他。

這獨孤信是在西元五五七年，北周剛一建立就去世了。所以依據這個記載，我們便可以得知，在獨孤信去世之前，孫思邈自然早就出生了。有人據此推算，他出生在西元五四一年。

我剛才引用的是《新唐書》上的材料，《新唐書》在用這段材料的時候，基本上是抄錄了《舊唐書》，《舊唐書》卷二百零一《方技傳》裡也有相關的記載。按照這種說法，孫思邈出生在西元五四一年，去世於西元六八二年，活了一百四十一歲。

這讓人感到有點不可思議，但這也讓人覺得非常奇怪。那麼，這究竟是怎麼一回事呢？究竟哪一種說法更為可信？

關於孫思邈的出生，還有另外一種說法。因為前面那種說法確實有問題，問題在哪兒呢？

說到這個，我們就要給大家介紹一個人：盧照鄰。他是「初唐四傑」之一，寫詩的，寫的《長安古意》那首詩極好。不過盧照鄰這一生，以什麼為生呢？這一輩子就寫詩？寫完詩賣詩去，就有人給錢吃飯？是這樣生活的嗎？如果不是的話，盧照鄰的工作是什麼呢？其實，盧照鄰是個醫生，是給人看病的。那他跟誰學的醫術呢？孫思邈。

為什麼要介紹盧照鄰呢？是因為他寫過一篇文章，叫《病梨樹賦》。這《病梨樹賦》是一篇歌賦。他在這個《病梨樹賦》前面寫了一個序。這個序裡面說了一件事兒，發生在西元六七三年，西元六七三年也就是唐高宗的咸亨四年。這一年，他正好拜孫思邈為師。這為師的給徒弟介紹自己的個人生平時說，我今年九十三歲了。盧照鄰一想，這老人看上去年歲非常大了，才九十三歲？不太可能吧？於是乎盧照鄰就去問孫思邈的鄉里鄉親。這一問不要緊，盧照鄰就記下了下面的這段話，說的是什麼呢？「詢之鄉里，咸云數百歲人矣」。他跟老鄉們一打聽，老鄉們都說，誰說他九十多歲？明明都好幾百歲了，我爺爺那陣兒就找他看過病，我爸爸都死了，到我這輩都多少輩了，我們家都去世好幾輩人了，他還活著，他活了好幾百歲了。然後盧照鄰自己也有一個判斷，他根據自己的判斷，說「共語周齊間事」，意思是我就跟他打聽，打聽什麼呢？北周和北齊打仗的事，結果怎麼樣呢？「歷歷如眼見，以此參之，不啻百歲人。」說我這樣一算，這數百歲是瞎說，但肯定過了一百歲。他師父說自己才九十三歲，盧照鄰不相信，提供了兩個證據。一個證據，是老鄉的證據；另外一個，是他自己向師父打聽事兒的證據。說到這兒，孫思邈到底是活了一百零一歲，還是一百四十一歲？

不過這「官司」打到後來，就到了紀曉嵐這兒了。紀曉嵐要編《四庫全書》，他總得解決孫思邈的生卒年問題。他在編《四庫全書總目・子部・醫家類一》的時候，說孫思邈出生在開皇辛丑，也就是西元五八一年，死於西元六八二年，活了一百零一周歲。當然那個時候，記的都是虛歲，說是活了一百零二歲。可話說到這兒，怎麼解決前面那個北周的總管獨孤信，他曾經見過孫思邈的故事呢？紀曉嵐有辦法，寫上四個字說「史誤審矣」，這是史家看錯了。一個「史誤審矣」，就把問題解決了？事情沒那麼簡單。種種證據表明，孫思邈還真不見得是一百零一歲就去世了，真有可能是一百四十一歲去世的。

我再提供一個證據，這個證據，也是孫思邈自己說的。孫思邈在西元六五二年出過一本書，叫《備急千金要方》。在這本書的序裡，孫思邈說，他在寫這本書的時候，就已經是百歲老人了。就是說，這本書出版的時候，即西元六五二年，孫思邈已經一百多歲了。根據這一點，我們來算算看他是哪年出生的。還是西元五四一年。話說到這兒，我們是真的有點不明白了，這孫思邈到底活了一百零一歲還是一百四十一歲呢？

高人救命的童年奇遇

其實，孫思邈到底活了一百四十一歲，還是一百零一歲，這無關緊要。重要的是，即使他只活了一百零一歲，在醫學非常發達的今天，也還是會讓我們感到非常驚訝！那麼，在一千三、四百年前的孫思邈，遇到了什麼高人，或者有什麼高妙的養生祕訣呢？

在那個年代，就算家裡有點錢，又注意營養，又注意健康，活一百多歲，這也不是誰都能做到的。活一百多歲，總得有個來由啊。實在不成，就得編個瞎話，比如他小的時候肯定遇到什麼高人指點，不然的話，為什麼他可以活一百多歲？

這話還真沒說錯。他小的時候，還真遇到過一個高人。不過在遇到這個高人之前，他差點就沒命了。所以我們就要說到孫思邈的童年時代。

孫思邈是哪兒的人？那時叫京兆華原人，就是今天的陝西省銅川市耀縣孫家原村。這個地方大家可能沒去過，二〇〇七年我親自去過一趟。它在哪兒啊？從西安往北，奔黃陵縣，正中間是耀縣，往西偏一點即是。他們家那個地方，正好是大山裡邊。所以，雖然戰爭頻繁，但是與孫家原這個地方沒什麼太大的關係。戰爭會死很多人，瘟疫會死很多人，但是與孫思邈一家，沒有太大的關係。這麼說來，他是非常幸運的。

但是，再幸運的人，在那個時代，也總得有點小病小災吧？真的要是有個病，要有個三長兩短的，那就很容易要了人的命。孫思邈小的時候，就趕上了這麼一場病，差點要了他命的病。正如晚年，他在《備急千金要方．序》中所說的那樣：「幼遭風冷，屢造醫門，湯藥之資罄盡家產。」他說，我小的時候曾經得過一場病，為了吃藥，把家裡都弄得傾家蕩產了。至於是什麼病讓他們傾家蕩產？其實是「風冷」，我們現在看來，大概就是瘧疾。這場病離現在一千好幾百年了，真實的情況恐怕誰也不知道。但是，在孫思邈的家鄉，關於他小時候的這場病，卻一直口口相傳著這樣一個故事。這故事可不是我編的，是我在二〇〇七年去那邊采風的時候，一位老大爺講給我聽的。

故事說孫思邈小的時候，曾經得過一場病，這個病就是前面所說的風冷，也就是瘧疾吧。吃了什麼藥都沒用，家裡面眼看著傾家蕩產，這孩子也快要死了。孩子是媽媽的命根子，當時他的媽媽坐在家裡，一看孩子如此，心想，乾脆，我在房梁上拴一根繩子，等著上吊。孩子前腳一嚥氣兒，後腳我馬上就鑽進已經拴好的繩裡，我們娘兒倆乾脆一塊兒走吧。正當這個時候，突然從外面來了一個鶴髮童顏的江湖郎中，這個江湖郎中一推門進來，就跟孫媽媽說，我就剩這一包藥了，您趕緊把它煮了，給您的孩子吃了。我告訴您，您孩子的病包好。說話這工夫，孫思邈在床上被燒醒了，一看，有人給他送來藥，趕緊爬起來，給人家磕了幾個響頭。過了一會兒，醫生走了，孫媽媽趕緊燒上火，開始熬這個藥，一邊熬藥，一邊擦著兩行熱淚。轉眼之間，烏黑滾燙的藥燒好了，孫媽媽把藥端到了孫思邈的跟前，一邊吹著一邊說，孩子，你趕緊把它吃了就好了。

正在這個時候，孫家的大門又被人給推開了，只見鄰居的大嬸，急急忙忙地說了這麼一句話：大嫂啊，您趕緊去看看，我家英兒瞪眼了，馬上就要死了，您趕緊幫忙看看怎麼辦吧。就在這個時候，孫思邈靈機一動，馬上就說了這樣一句話，我這兒剛熬好了藥，您趕緊把這個藥端過去給英兒吃了，沒準就有救了。他這麼一說，孫媽媽也不好意思了，說，對啊，我這兒有藥，您趕緊把藥端走，給您的孩子先吃了不就行了嗎？這個時候，這位大嬸說，這怎麼能行呢？您家的孩子，也處在生命的危險期，而且藥就這麼一碗，我怎麼能端走您的藥呢？這個時候孫思邈又勸，說您端去吧。這位鄰居大嬸見狀，也確實心疼自己的孩子，心想，死馬也得當成活馬醫，何況現在孩子沒死，只是瞪眼了。於是乎，趕緊又拿了一個碗，從這個碗中，把藥倒到那碗裡，倒了一小半。她端著小半碗藥，高高興興地、千恩萬謝地走了。這邊孫思邈就把這個多半碗藥也吃了。

故事說到這兒，我們自然已經清楚了故事的結尾，自然是一碗藥救了兩個人的命，兩個孩子全都好了。於是，小小年紀的孫思邈，從這場病開始，就立下了將來要學醫當郎中的志向。有人說，故事前面這段，聽著挺好，後面這段，是不是你瞎編的啊？可不能這麼說啊，這是原來那故事自帶的，原本就有這麼一段。誰不是這樣啊？久病成良醫，某種病害了人，人將來不想著要跟這個病做鬥爭啊？人立志向往往都是從很小很小的時候開始的。這場病之後，大病不死，必有後福也好，久病成良醫也罷，孫思邈日後，還真成了中國歷史上赫赫有名的醫生，被人尊稱為「藥王」。他怎麼就從一個病號，轉眼之間成了藥王呢？

「藥王」的習醫求學之路

我們知道，老子在《道德經》中說過：「千里之行，始於足下。」意思是說，無論多麼遠的行程，都是從腳下的第一步開始的。這句話比喻事情的成功，是由小到大逐漸積累起來的。那麼，孫思邈日後能夠成為「藥王」，他年輕時又是經過了怎樣一番求知問學的過程呢？

立下了當醫生的志願，首先得認識字，首先得認識什麼花、什麼草治什麼病，打好基礎，才能成為一名好醫生。

孫思邈在七歲的時候，能認識一千多個字。這一千多個字，都是他會寫的。等到了二十歲的時候，孫思邈就已經精通了《老子》、《莊子》及其他諸子百家，還有佛教的經典、道教的經典。這個時候孫思邈就想，我當郎中的基礎已經打好了，現在我的任務是什麼？我的任務是得找一個好的郎中，拜師學藝。到哪兒去拜師呢？孫思邈想到了一個地方——太白山。這個太白山，是秦嶺山脈的主峰，高三千七百六十七米，是中國整個東部地區最高的山峰，比華山還要高一千四百多米。太白山現在出產一些藥材，包括杜仲等九種國家二級保護植物，紫斑牡丹等十一種國家三級保護植物，都是太白山所獨有的。所以，孫思邈來到太白山學醫，真是找對地方了。因為只有這兒的藥物最多，直到現在還被稱為中國的天然動物園、天然植物基因庫。

孫思邈來太白山投奔誰呢？我也不知道。後世由於孫思邈太有名氣了，所以就沒人在意是誰教孫思邈的，這師父就此被淹沒了。所以孫思邈跟誰學的醫，我們現在也不清楚，我們只知道，他是在太白山學的醫。當然，在學醫的過程當中，他還得回家，他不能天天在那兒學醫，他家裡還有高堂老母呢。再說，學醫得交學費，沒有錢了怎麼辦？沒錢了得掙學費，掙夠了學費再來學醫也不晚。所以在這兒，我們用一個現在的詞形容孫思邈的情況，叫「半工半讀」。這兩個月學醫去了，那兩個月又打工去了，就是找工作。找什麼工作呢？身大力不虧的，跟人家學鋸樹，把樹鋸好以後劈成一塊一塊的木板。我們小時候說，拉大鋸扯大鋸，就是把圓木頭鋸成木板，孫思邈就是天天幫人幹這個活兒。就在他給人拉鋸的時候，發生了下面的這個故事。

有一天孫思邈給人家拉鋸，突然間看到路上有個中年婦女，抱著一個大約五歲左右的小孩，走得非常著急，走得太急了可能沒看路，一個馬趴就栽倒在路上，正好離孫思邈很近。孫思邈馬上三步併作兩步搶到前面，把中年婦女扶起來。扶起她來就問，大嫂，您幹麼去，怎麼這麼著急？這個時候，再一看這個大嫂，眼睛都紅了。她說，您看我這個孩子，也不知道怎麼就病了，上吐下瀉的。孩子他爸爸又沒在家，山裡頭又沒個郎中，我得到鎮上找郎中看病去，我走得急了就栽倒了。可是這兒離鎮上還有十多里地呢，您說，我這孩子可怎麼辦呢？

孫思邈畢竟學過醫，這時候他想，先別說了，趕緊號脈吧。孫思邈一邊號脈一邊看這個孩子的舌苔，突然他想到一個問題：我一個拉鋸的，我到哪兒給他找藥去，這可怎麼辦？他低頭一看，心想，我剛才鋸的這棵樹，不就是檀香木嗎？這麼多檀香木的鋸末，他抓了一把遞給那個大嫂。他說，大嫂，您別給孩子看病去了，別瞎花那錢了，您把鋸末帶回家擱鍋裡煮一煮，再放點生薑，生薑外帶檀香木的鋸末水，喝完了包您的孩子好，回去吧。

大嫂說，真的？孫思邈說，我還騙您不成？我也沒跟您要錢，您回去試試吧！這婦女也不哭了，趕緊就回家了，煮完給孩子一喝，這孩子還真就好了。如果有人問，這檀香木加生薑，是啥藥方啊？這能治啥病啊？生薑，大家知道治啥病嗎？驅寒。檀香木跟生薑是一樣的療效啊，那孩子就是痙攣了，胃寒造成的痙攣，所以自然上吐下瀉。我們也有過這種情況，突然之間肚子一著涼就上吐下瀉，這個時候喝點薑湯水就好了。他為什麼不加點白糖？那時誰家有白糖啊，只有生薑就得了，再加點檀香木鋸末一熬，這麼一來自然就好了。這個大嫂覺得，別看這麼一個拉鋸的人，還挺有本事啊！也沒跟我要錢，那我得給他做做廣告，對不對？於是逢人便說，華原有個神醫孫思邈，這孫思邈的名聲從此就傳出去了。

一個偶然的機會，就讓初出茅廬的孫思邈小試身手。而這一試，孫思邈就贏得了人們的喝采。那麼，面對這樣的喝采，孫思邈到底是怎麼想的呢？對他來說，這究竟是福，還是禍呢？

人家都說他是個名醫，他能不高興嗎？所以他想，我也不用上我師父那兒學去了，就連這病我都治好了，我就掛個牌兒在家鄉看病吧。孫思邈已經聲名遠揚了，倒楣的是，他剛剛在家裡掛了牌，瘟疫就在他的家鄉爆發了。這場瘟疫是什麼呢？是狂犬病。

孫思邈剛剛行醫，正趕上狂犬病流行，外面的人排長隊，找名醫孫思邈看病。孫思邈知道怎麼治狂犬病嗎？他也不知道。人家找他看病，說，孫先生，我這兒讓狗咬了，您給我瞧瞧。如果孫思邈說，我不懂，我不會，您找別的醫生去吧，那不等於砸自己的買賣啊。不懂也得說懂，是不是？他只得說會治病。可是真要治下來，開啥藥？啥藥治狂犬病？孫思邈總不能說我也不知道，我是瞎開的。那瞎開還不治死人哪？自然，不少人死在孫思邈手下了。

這故事可不是我瞎編的，這故事可是記載在孫思邈的《備急千金要方》卷二十五裡面的。孫思邈說，「吾初學醫，未以為業。」意思是我剛剛學醫的時候，沒什麼事幹，掛了一個牌開門診，結果「有人遭此」，因為他前面說的是狂犬病怎麼治，有人遭遇了狂犬病，「有人遭此，將以問吾，吾了不佑報答」。我不會，我沒辦法答覆人家，就給人家瞎治。結果怎麼樣呢？「以是經吾手而死者不一。」意思經我手治死的人不止一個。這是孫思邈自己記的，他自己不但記住了這件事，還寫到了書上，記下自己當年所做的錯事。《備急千金要方》是西元六五二年的時候出版的，那時候孫思邈是全國響噹噹的名醫，他自揭傷疤，自揭醜事，可見，這件事對孫思邈的打擊有多大。孫思邈晚年念念不忘的就是這件事。一個醫生怎麼能把人治死呢？他想，我治死了那麼多人，都是我的鄉里鄉親，我都把人家治死了，我還怎麼在家裡待啊？家是不能待了，太白山也回不去了。他想，我離開太白山，也沒跟師父告個別就擅自行醫去了。師父也沒同意，我回去讓師父說我啥？讓師父數落我？我多給師父丟人，他還認我是他的徒弟嗎？得了得了，也別去了。可去哪兒呢？孫思邈又想到了一個地方——終南山。

終南山，有個簡稱，叫「南山」，就是我們所說的「壽比南山」的那個「南山」。到現在我們中國哪兒都有南山，其實真正的那個壽比「南山」，就是終南山。終南山，是秦嶺的餘脈，海拔二千六百多米。在這兒我們需要注意一下，終南山在唐朝可是很有名氣的，山上有樓觀台，當年老子的煉丹處就在這裡。後來又有一個道士岐暉，助李淵起兵建立了大唐。所以唐朝建立以後，一直厚待樓觀台的道士。不過孫思邈來到這兒，可不是投奔道士的，他是投奔一個高僧來的。這個高僧名叫道宣，可是很有名氣的醫生。那個時候，和尚和道士，跟我們今天的出家人，還是有區別的。那個時候，和尚、道士，各宣揚各的宗教。但大家憑什麼信你的教啊？要想讓人家信你的教，首先得取悅於人，怎麼取悅於人呢？如果人們有病，吃他們的藥，好了，不用花錢，就跟著當和尚或者當道士就可以了。那時候所有的宗教，在最開始傳播的時候，那些傳教者都有醫生的背景，不管他是西方的，還是東方的。所以這個高僧道宣，在終南山附近，治病救人是響噹噹的頭一號，孫思邈就投奔他來了。

孫思邈投奔了道宣以後，「自此銳意學之」，意思是我這回真得好好學了，踏踏實實地學。這一學不要緊，孫思邈三下五除二，沒過幾年工夫，全學會了。狂犬病算什麼呀？來一個治一個，治一個好一個，根本不在話下。不但狂犬病會治了，別的病他也會治了。

當然，到了這個時候，孫思邈才知道，什麼叫「山外有山」，什麼叫「天外有天」。孫思邈從此以後，才真正成為一個非常有名氣的醫生。人一有名，什麼人都找上來了，唐朝的宮廷就找到了孫思邈。在孫思邈和唐朝的宮廷之間，會發生什麼樣的傳奇故事呢？請看下一講。

【二、藥王成名之謎】

在中國歷史上，歷朝歷代有過無數的郎中，他們來了又去，沒有幾個人能夠在史冊上留下自己的名字。被千古稱頌為名醫的人，那就更是鳳毛麟角。然而，這位出身民間的普通郎中孫思邈，卻成了其中之一，並被人們稱為「藥王」。那麼，這樣一個普通的民間郎中，究竟是憑藉什麼而成為名垂青史的一代名醫？這其中究竟發生過多少鮮為人知的故事？更為奇怪的是，孫思邈這樣一個一直在民間行醫的普通郎中，究竟是怎樣成了唐朝初年那些帝王將相們在性命危急時的救命稻草？在那一次次入宮行醫的經歷中，能否醫治好這些君王與將相們的病，總是讓孫思邈命懸一線。那麼，在這其中，究竟都發生過哪些驚心動魄的故事呢？

孫思邈先在太白山，後在終南山學醫，學成之後的他就開始小有名氣，人一有名氣，就會引起宮廷的注意。在唐太宗統治時期，唐太宗和孫思邈之間就發生了下面的一段故事。這個故事，還有個名字，叫做懸絲診脈。

話說唐朝貞觀年間，唐太宗李世民的原配夫人，也就是長孫皇后，有一年懷孕了，懷孕了十個月以後，這孩子該生了，可她是左等右等，這孩子就是生不下來，大人也因此得了重病。宮裡頭御醫不少，也開了不少藥方，就是治不好，孩子就是生不下來。當時唐太宗心想，再這麼下去我的皇后得給憋死，這可怎麼辦？乾脆我也別指望你們這些御醫，我得開個會。於是一天上朝，唐太宗就跟手下的大臣說，諸位大臣，你們誰給我找個醫生去。我的皇后懷胎十月，孩子生不出來。這個時候，徐世績就說話了。這徐世績也就是我們小說中的徐懋功。他說，我聽說，這京兆華原有個江湖郎中孫思邈，那醫術可是大大的了不得。當時唐太宗一聽，說，那你還不趕緊給我請去！於是乎，這徐世績就親自跑到孫思邈的家裡，把孫思邈請進了長安城，給長孫皇后看病。可這看病，那就有說道了。他沒品級，先別說那男女授受不親，跟這沒關係。他要是給長孫皇后看好了病，這批御醫上哪兒吃飯去啊？御醫們想，難道你進來，我們出去？我們得難為難為你。所以御醫們就藉口男女授受不親，說，皇上，我們可跟您說，他是個江湖郎中，沒有品級，看病可以，不能見面。這不見面怎麼看病？他不是挺能耐嗎？懸絲診病。拿一根線，這頭拴在皇后的右手中指上，線那頭，捏在孫思邈自己手裡頭，看能號出什麼病來。他號得出來，留著他，號不出來，該幹麼幹麼去。李世民當時也不相信孫思邈，聽徐懋功這麼一說，心想我這不是病急亂投醫嗎？又一想，這幾個御醫說得也對，那乾脆我給你弄一根線拴上。御醫這邊就使壞了，唆使小宦官把那根線拴在一個青銅器底下。這麼一繫，那邊就開始號，孫思邈捏著那根線，心想，怎麼沒動靜？這好像不是人的手指頭。他瞧出來了，於是要求換一個，換一個會動的。小宦官又換了一個鸚鵡的腿，把線拴那兒了。孫思邈心想，這好像也不對啊。小宦官又把線拴在一個桌子腿底下。連做了三次手腳，都沒有難倒孫思邈。孫思邈都說，這肯定不是人的手。然後緊接著是第四次，這回一號，孫思邈說話了，說這病好治，您把右手中指伸出來吧，我就給您扎一針，扎完我就走，您再讓我來我都不來了。為什麼？她好了，我還來什麼呀？於是他給皇后扎了一針，針扎得很快。這針扎完了，那邊就叫疼，孫思邈還沒走到大門口呢，轉眼之間那邊就生下孩子了。這可真叫快啊。這回唐太宗說，你不能走，你得留在這兒。孫思邈說，留在這兒幹麼啊？沒事了啊。唐太宗說，我這孩子生出來了，大人的身體怎麼保養啊？你還得給我開藥，處理善後事宜啊。方子開完了，孫思邈的名聲更大了。唐太宗這個時候說，我讓你執掌太醫院，你說好不好？孫思邈說，不好，我還是當我的江湖郎中。您什麼時候有事，什麼時候叫我來。什麼時候御醫瞧不了的病，您再找我，他們能瞧，您就讓他們瞧。我這兒離您又很近，打馬飛奔，一天一個來回，放心。當時把唐太宗感動的，趕緊送黃金、白銀，親自送去的；又送牌匾，還親自寫詩。詩是這麼寫的：「鑿開徑路，名魁大醫。羽翼三聖，調和四時。降龍伏虎，拯危救急。巍巍堂堂，百代之師。」寫了詩還不算，唐太宗想，我得把我寫的這首詩，刻在你們家門口的那座山上。孫思邈的家門口真有座山，人家這山本來叫五臺山，陝西耀縣有個五臺山，山西五臺縣也有個五臺山，這是兩座山。那山本來叫五臺山，唐太宗說，把那山改名，改叫藥王山。孫思邈你不要叫孫思邈了，管你叫藥王，你是百代醫師。唐太宗親自寫上字，找人給刻好了，從此孫思邈的名聲就更大了。

「懸絲診脈」的絕妙醫術

孫思邈這一次「懸絲診脈」的驚險經歷，讓我們驚歎不已。但是，在驚歎之餘，我們自然也會心生疑竇，在真實的情況下，用一根絲線就可以號脈，而且還真的就診斷無誤？難道這樣的記載並非真實？

我這故事講到這兒了，大家聽著是不是有點玄？別說大家聽著玄，我聽著它都玄。這拿根小線隔二里地，病人在那邊，大夫在這邊，他就能懸絲診脈？這是真的還是假的？其實，是真的，也是假的。您說是真的那就是真的，您說是假的，那就是假的。剛才這幾句話，不是我說的，是誰說的呢？就是北京城四大名醫之首的施今墨施老先生，在一九六八年的時候說的。有人就是看了這段故事不懂，請教施老先生，說，您給我講講這懸絲診脈，是真是假？施老先生說，哎，這個我也幹過。您想，我就是給清宮那些女眷們看病的，男女授受不親怎麼辦？咱得顯示出咱的本事來，拴一根繩號脈。怎麼號？我得事先進宮裡問好了太監，裡邊這公主或者是娘娘得的什麼病啊？什麼症狀啊？當問完了的時候，這病就看完了。但是號脈的時候你得表現出自己很認真的樣子，其實腦子裡想什麼呢，腦子裡轉的是藥方。轉完了，哦，行了，開藥。望聞問切，這切是最後一步，有的高明的醫生只是問，就到問這兒就行了，就不用切了。原來是這麼回事。這回大家知道人家留孫思邈，孫思邈為什麼不留了嗎？他想，那懸絲診脈，我哪兒會啊，那是我前面都問好了，我知道怎麼看這個病，這種病應該扎哪兒就好了。我不能踢人家御醫的飯碗對不對？我該回去還是回去。所以，懸絲診脈的故事講到這兒，我們便知道是怎麼一回事了。當然，懸絲診脈也確實能體現出孫思邈的水準，不管怎麼說，別的醫生眼見皇后十月懷胎生不下孩子來，可是就治不了，孫思邈到這兒扎了一針就好了，是有本事。

通過剛才的故事，我們可以看出來，孫思邈的這些故事，更多的是智慧故事，他哪兒來這麼多智慧？孫思邈的接觸面很廣，上至帝王將相，什麼政治家、軍事家、文學家、醫藥學家，什麼人都接觸，下至販夫走卒，三教九流人等無不結識。當然，他尤其喜歡跟醫生接觸，宮裡的醫生他都認識。由於他給人家留面子，宮裡的有些醫生，就跟他成了特別好的朋友。

在宮裡這些醫生中，孫思邈交的特別好的朋友，對孫思邈有重大幫助的，那就得說是甄權、甄立言兄弟二人。這兄弟二人都是很了不起的。甄權，是今天河南扶溝人，那時候叫許州扶溝，出生於西元五四一年，死於西元六四三年，活了一百零二歲，比孫思邈還大一歲呢。他是給隋文帝、隋煬帝、唐高祖看病的醫生，那是真正由隋到唐的兩朝御醫，一生寫了很多書。他弟弟叫甄立言，比他小四歲，西元五四五年出生，死於貞觀年間，也活了一百來歲。兄弟倆一個擅長針灸，一個擅長治寄生蟲病，寫了很多書。尤其是這個甄立言，寫的《古今錄驗方》，共五十卷，裡頭有很多藥方。我們知道，後來孫思邈寫的《千金要方》、《千金翼方》也都是藥方，自從孫思邈這兩本書一流傳，甄立言的這本書就失傳了。大家想一想，能不失傳嗎？甄立言書裡的內容孫思邈那書裡全有，甄立言的那本書當然就失傳了。這哥倆兒，對孫思邈可真是很好，把自己所知所懂的，都跟孫思邈交流，所以孫思邈日後有很大長進，應該說和他在宮裡面結交的這些朋友有重要的關係。

當然，孫思邈的醫術，不僅僅是跟宮裡面學的，也有在江湖上學的。他如果聽說哪兒有一個老醫生特有本事，不管是幾百里還是幾千里，他一定要去。我們看《新唐書》、《舊唐書》就知道，在今天山西、河南、陝西、甘肅、四川、青海，還有山東、安徽、江蘇，所有這些地區孫思邈都去過。有的時候這一去，就專門是為了拜訪一個醫生。從陝西走到四川，一路上他無償給人看病；有償也行，就是看一次病管一頓飯。這人得有一個好的名聲，你走到哪兒，你的名聲傳到哪兒，然後你到我這醫生這兒來，我才能把我知道的偏方給你。這叫什麼？這叫醫德。所以孫思邈那個時候，一路上還真得走。有一次，孫思邈從陝西到四川，走著走著，給人家看完病，他自己就病倒了。

這個曾經治好過無數人疾病的孫思邈怎麼會病倒了？他得的究竟是什麼病？我們大家都知道一句俗語叫做「醫不自治」，身為醫生的孫思邈在外行醫的這一次突然病倒，是否將會危及他的生命？

孫思邈得的是什麼病？丹毒。過去的人，老想著長生不老。誰不想長生不老呢，可吃什麼藥才能長生不老？當時尋找長生不老的靈藥，也是醫生的職責。所以很多醫生，就天天在那兒煉，一硝二磺三木炭，拼起來一塊兒吃，吃完了肚子就爆炸了。孫思邈在寫他的《備急千金要方》中就是這麼記的：人都說這種方子服用了長生不老，其實根本不是這樣，應該統統燒掉。我就配過這個藥，一硝二磺三木炭，吃完了我這個腦袋就大了，左額生丹毒，長了一個大包。

孫思邈走到四川雲陽，早上起了一個大包，到晚上滿臉都是大包了。雲陽縣令是他的好朋友，趕緊動用全縣的人找醫生。縣令說，把所有的那些遊醫都給我叫來，給孫先生看病。結果看了七天七夜，沒好。能好嗎？就吃這長生不老藥，吃成這樣，人家怎麼治？最後孫先生給自己開了一個藥方。怪了，就好了。通過這個事兒，孫思邈可是受到了極大的觸動。到後來，他寫《備急千金要方》的時候，就說了這麼一句話，「石在身中，萬事休泰，要不可服五石也」。過去管長生不老藥，有叫石的，有叫丹的，有叫散的，叫什麼的都有。為什麼叫石呢？因為很多長生不老藥，都是拿石頭磨成細麵吃的。當時的人認為，吃石英石磨成的麵，可以長生不老，所以就叫石。那麼他說「石在身中，萬事休泰」，意思是說，你要吃了石頭，一萬年你都好不了。泰是好的意思。「要不可服石也」，千萬不能吃石頭。自己吃了一肚子的石頭，還想好，還想長生不老？然後他還說，「甯食野葛，不服五石」。窮急了，隨便找點葛根吃都行，但是不能吃石頭。後邊還說，誰要告訴你吃石頭的藥方，說吃這個能長生不老，趕緊把它給我燒掉，說「有識者遇此方即須焚之，勿久留也」。當然了，孫先生說的話不是每個人都聽的，唐太宗李世民想長生不老，最後吃了丹藥，死於西元六四九年。唐太宗沒活多大歲數，不到五十歲。到後來，大清朝雍正帝在圓明園專門開了一個煉丹廠。煉完了丹自己吃，還送給李衛吃。他給李衛寫信，說，李衛我告訴你，我昨天吃了好多丹丸，我覺得這個好，我現在專門給你弄了十斤，你可千萬不許給別人吃，你都自己吃了。你說這能不吃死嗎？最後雍正帝死了沒三年，李衛也死了。

孫思邈反對吃這些長生不老的丹丸，應該說對後世有著重大的影響。當然在不斷與別人學習的過程當中，人家孫先生也確實逐漸變成了一個全能的醫生。他什麼病都會看，尤其是對於養生、食療、針灸，特別拿手，有特別好的見地。

西元六五〇年，孫思邈回到陝西，用了兩年，把《備急千金要方》寫完了。西元六五九年，孫思邈在唐高宗的一再請求下，搬到了長安城。西元六六五年、西元六六六年這兩年，孫思邈陪著唐高宗和武則天從陝西經河南，經山東，過曲阜，到江蘇轉了這麼一圈。西元六七三年，孫思邈再度回到老家陝西耀縣。就在這一年，孫思邈收了一個徒弟，這個徒弟，也就是我們所說的孫思邈先生的關門弟子，盧照鄰。

「藥王」的醫術傳奇

盧照鄰是唐朝初年著名的詩人之一，與王勃、楊炯、駱賓王並稱為「初唐四傑」，這樣一個詩人為什麼沒有去找一個著名的文學大家拜師，怎麼反倒找孫思邈這樣一個郎中做師父呢？

說起盧照鄰，我們前面給大家介紹了，他是以詩而聞名的，怎麼變成孫先生的關門弟子了呢？這話說起來可長了。大家有所不知，盧照鄰這個人確實很有名氣，但是這個人年輕的時候，得過一場病，這個病，我們中醫叫風痹，現在的西醫叫麻風病。在西元六七三年他得了麻風病，花了一年的時間，所有的郎中都給瞧遍了，人人都說，這我瞧不了，您另請高明吧。盧照鄰就說，您給我推薦一個大夫吧。人家郎中說有一個人挺有能耐的，你去找他吧，那人姓孫，叫孫思邈。

盧照鄰知道孫思邈這個人，在孫思邈的眼中，盧照鄰是一個什麼樣的人呢？氣小識短，剛愎自用，恃才傲物，還有什麼浮躁、狂妄，其實盧照鄰不是這樣的。但孫思邈也沒說錯，擱上誰得這麼一身病，然後誰都不理你，你活得還挺快樂？你還不狂妄？你還很謙虛？擱誰得這種病，誰都會氣小識短。但是要注意，這醫生講究什麼？三分病，七分養，主要是振作人的精神。所以面對盧照鄰這種病號，孫思邈首先就得開導他：聖人和之以至德。你知道為什麼孔聖人稱為聖人，那是因為人家德行好，人家才能長壽，德行不好，再有錢，再吃藥，也不能長壽。明白嗎？所以你要想看好病，我告訴你，很簡單，我能給你看。最重要的一點，是你得學會尊重別人，你得寬宏大量。你是病號，誰願意跟一個病號挨著，除了我這樣的人，對不對？所以人家對你不好，你不要太在意，我對你好不就行了嗎？以後在我這兒幹，給我當弟子，我開個藥方，給我抓抓藥不就行了？在哪兒不是幹？就這樣教育了他一番。孫思邈把盧照鄰說得心活了，立馬跪那兒給他磕頭了。從此以後，從西元六七三年盧照鄰第一次見孫思邈，一直到孫思邈去世，盧照鄰就沒離開過孫思邈的家。盧照鄰跟了孫思邈足足九年，天天跟著。所以我要說他是關門弟子，大家還別不承認，真是關了門的弟子，一直沒出師。所以呢，這個時期孫思邈教育盧照鄰，你要是不聽我的，德行不治，縱服玉液金丹亦難延壽。盧照鄰想，我師父說的話肯定假不了，他小時候得那麼多病，人家不也過來了？盧照鄰心想，我跟著你指定沒錯，於是乎他就跟著孫思邈了。他心情愉快了，馬上提筆寫《長安古意》，這是盧照鄰最有名的詩，一生的代表作。《長安古意》便是他得了麻風病，見到孫思邈之後，人家給他開導完了，病情好轉才寫下的。那詩真是寫得好。

剛才這個故事，有兩個出處，一個出處就是《舊唐書》的《方技傳》，還有就是盧照鄰的《病梨樹賦．序》，裡面都有記載，大家可以去查，寫得還很詳細。

成名後的孫思邈，給當時許多著名人物都看過病，也在許多史書上留下了他治病救人的故事。但是，孫思邈做為一個出身民間的醫生，在他百歲的人生中，究竟還有過哪些為百姓治病的事例，這一次他的醫術又將要面臨怎樣前所未有的挑戰？

下面的這個故事便出自孫思邈的《備急千金要方》。

一天，有個面色蒼白、精神委靡的病號，來到孫思邈家裡。孫思邈不在家，他外出行醫去了，徒弟在家。當然，這徒弟不是盧照鄰，因為這故事發生在盧照鄰犯病之前好幾十年。大徒弟在家裡正支應著攤子，便問這病號，你怎麼了？這病號說，大夫，我跟您說，我都憋了三天，就是尿不出來，不知道怎麼了，光喝不能尿。大徒弟說，你這病好治，這病叫癃閉，特別好治，你放心，躺那兒吧。癃閉，癃是一種病，閉是一種病。如果尿得少而緩，這叫癃；完全尿不出來，這叫閉。癃閉這是中醫的說法，要按西醫的說法，這叫尿瀦留。病人躺那兒以後，這大徒弟拿一根銀針，找到關元穴，關元穴就是丹田，肚臍眼下面三寸，一按那兒，一扎，拔出來，對病人說，去吧，好了。人家病號起來，去外面轉了兩小時，還不行啊！大徒弟說，還不行那坐那兒吧，我給你開藥。我給你開一劑藥，叫五苓散。你就甭走了，我給你開完了藥，我給你熬，熬完了，你在我這兒吃，好了你再走。得了癃閉，扎丹田穴，這可很早就有這個方了，到現在中醫治療這病的時候也是這麼治，是第一步。當然，如果說扎丹田不管事，就會用這第二步：五苓散。這五苓散出自哪兒啊？出自張仲景的《傷寒雜病論》，這五苓散主要有五味，其中有兩味藥，一味叫豬苓，一味叫茯苓，另外搭上三味澤瀉、白朮、桂枝，這五味藥加在一塊兒，叫五苓散。那麼這五苓散治的是什麼？利水滲濕，溫陽解表，然後如果再加上點川楝子、橘核、小茴香、青皮，就可以治癃閉了。話說這大徒弟，給人家熬完藥，說喝了吧，然後去廁所吧。病人又轉了兩個時辰，說，大夫，您讓我喝那麼多藥，我這肚子又盛多點了，你看剛才沒喝的時候，我的肚子才這麼圓，喝完了藥，肚子更圓了，還是不行。這大徒弟一想，那你住這兒，明兒早上我師父就回來，你找他。一宿無話，第二天早上，孫思邈回來了。這病號肚子愈來愈圓，就問，大夫，您看我這肚子，什麼病啊？您那徒弟說叫癃閉。孫思邈說，哦，沒事，你躺那兒，徒弟你先去做飯。這徒弟做飯先得剝蔥啊，把蔥這麼一剝。孫思邈對大徒弟說，哎，你把那蔥給我。然後把蔥拿過來，拿剪子一剪，剪下一小尖，把蔥順著病人的尿道捅進去了，然後拿嘴撲撲一吹。沒事兒了吧，病人的肚子轉眼癟了，這叫蔥葉導尿的故事。孫思邈在記載這個故事的時候，記述得特別簡單，就是寥寥幾句。在《備急千金要方》卷二十裡面有這樣幾句話，「津液不通，以蔥葉除尖頭，納陰莖孔中深三寸，微用口吹之，胞脹，津液大通便愈。」好了，這故事就講完了。關於孫思邈，像這種故事非常多。民間除了這故事之外，比這故事神的有的是。請看下一講。

【三、藥王著書之謎】

西元六五二年前後，已經七十多歲的孫思邈在古稀之年，寫下了《備急千金要方》這樣一部中國古代並不多見的傳奇醫書。而三十年之後，已逾百歲的孫思邈，竟然又寫下一部《千金翼方》，這兩部書被後世的人們合稱為《千金方》。那麼，這樣一位在古代極為少見的百歲老人，究竟在他的書中寫了些什麼？這樣一部醫書為什麼要用「千金」這樣似乎不太相關的字眼來命名？而在這一部千古流傳的《千金方》中，我們是否可以在它的字裡行間發現有關孫思邈長壽養生的獨門祕訣所在？

我們講了很多孫思邈為別人治病的故事，不過，這些故事其實都是一些用智慧治病的故事。像這種故事還很多。比如說，在孫思邈的《備急千金要方》中就記載著下面的三個故事。

有一天，一個大漢急急忙忙跑來說，孫先生，我老婆生了一個孩子，生下來孩子好像就死了，您能不能給瞧瞧，看能不能救活？孫思邈說，那我就去看看吧。到那兒一看，這孩子臉全紫了，身上也都是紫的，再一看，嘴裡頭有很多污血。孫思邈一想，這孩子生下來要是死的，他嘴裡怎麼能有血呢？肯定帶著氣，肯定沒死，只是氣息微弱。怎麼辦呢？孫思邈對大漢夫婦說，乾脆，你們趕緊給我找兩棵大蔥。剝完了，拿蔥白抽這孩子。夫婦倆趕緊照做，抽著抽著，這孩子哇的一聲就吐出來了，緊接著就哭了。孫思邈說，趕緊燒水，燒溫水給這孩子洗一洗。最後也沒吃藥，也沒打針，這孩子就活了。孫思邈把孩子治活了，他跟人家說，其實這孩子沒死，你看他嘴裡有血，那是生下來以後吐的血，能吐血，而且這血沒定，就意味著還活著，只不過氣被痰給憋住了，你一抽他就通暢了，所以自然就活了。

這故事不神奇。神奇的是下面這個故事，也是出自《備急千金要方》的一個方子。說一個大漢跟人家打架，讓人打得眼睛腫得比桃還大，都充血了，眼睛都看不見了。這可怎麼弄啊？開刀？把血放出來？一不小心，把眼睛弄傷了怎麼辦？這太危險了。孫思邈一看，這怎麼辦？就對徒弟說，你下稻田，給我逮兩條水蛭，水蛭就是螞蟥，稻田裡都有。它吸在人身上，愈扎愈深，使勁拍死了才能把它拽下來，要不把它拍暈了，拽不出來，愈拽它往裡愈扎。他說，你去給我逮倆水蛭來。徒弟去弄了倆水蛭。他這邊忙著呢，忙著給人擦臉，敷藥，把病人的臉擦得乾乾淨淨的，然後往腫的地方敷上一層藥，再把這兩個螞蟥左眼一個，右眼一個，往那兒一擱，這不兩個大桃嗎？病人的家裡人害怕啊，這螞蟥有毒啊，到時候再把我們家人的眼睛給吃了，這行嗎？一會兒再看，他那眼睛的腫慢慢下去了，再看那倆水蛭，腫得跟桃似的，孫思邈一看水蛭估計沒勁兒了，啪一拍，水蛭暈了，於是就把兩條水蛭扔了。扔完了大漢的臉就消腫了，然後敷點藥，吃點藥，過兩天好了。

下面一個故事，能體現出孫思邈的與眾不同。有一次孫思邈給人看病，來了一個病號，這病號上吐下瀉。一般人會認為，這是得痢疾啦，腸胃炎啦，或者吃了什麼有毒的東西啦。孫思邈一看，就說，喲，您這是得的腳氣病啊。這病號說，你是孫大夫嗎？孫思邈說，我是孫大夫啊。病號說，你可真夠損的啊，有你這麼看病的嗎？我上吐下瀉跟腳有什麼關係啊？孫思邈說，我告訴你，這腳氣病有好多種呢，你這就是腳氣病。病號說，那人家醫生怎麼都說我是吃壞了肚子？孫思邈說，是啊，所以他沒給你治好，你上我這兒來了。病號說，我看你也是蒙事的，算了，我還是找別的醫生吧。這病號就走了。沒過十天，他死了。其實，這病號少見多怪，有一種腳氣病叫沖心型腳氣病，它就是沒有腳氣，手腳都沒事，它的病症就是上吐下瀉。但是由於病人少見多怪，延誤了治療，結果丟了性命。

孫思邈在他漫長的郎中生涯中，解除了無數病人的痛苦，也經歷了一次又一次的嚴峻考驗。時間過得很快，孫思邈在每天治病救人的忙碌中，不知不覺已經過了古稀之年。按說他早該老態龍鍾了，但是這個奇特的孫思邈卻偏偏在這樣的高齡，開始動筆寫那本著名的《千金方》。那麼，究竟是什麼原因讓這樣一個年逾古稀的老人奮筆著書？而他的這部醫書為什麼用奇怪的「千金」二字來命名呢？

話說西元六五〇年，那一年，孫思邈的歲數已經很大了，行醫也好多年了。孫思邈就想，人說「人活七十古來稀」，我也是個好幾十歲的人了，怎麼著也得給百姓留下點東西。可是我行醫這麼多年，說起心得那可是太多了。我若給百姓留下點東西，從哪兒下手呢？正在想的時候，孫思邈就想出了下面的一段話，「人命至重，有貴千金，一方濟之，德逾於此。」人的命啊，比千金還要重，如果有一個偏方，就治了這個大病，那它就比千金還值錢。孫思邈想，對，乾脆我就把我行醫這幾十年所掌握的藥方編成一本書，起名叫做《備急千金要方》。對，說幹就幹！他提起筆來從這一年就開始寫，到西元六五二年這一年，就寫成了這本書。這本書共三十卷，其中的第一卷，應該說就跟我們現在講的序差不多，它是一個總論。在這個總論中，孫思邈就論述了做為一個醫生，最起碼要做到的幾點。

孫思邈認為，做為一個醫生，首先要做到的一點，就是應該態度認真，一絲不苟。他說，病人和病人的家屬，把生命都交給你了，你怎麼能夠不認認真真，怎麼能夠敷衍了事呢？所以，做為一個醫生，必須要做到的就是「省病診疾，至意深心；詳察形候，纖毫勿失」。首先得給人家認認真真地看病，看出來的結果要非常準確，開的藥也要非常準確。只有做到這一點，才是一個好的醫生。這是第一點，當醫生得認真仔細。

第二點就應該不分貴賤，一視同仁。病人裡什麼樣的人都有，有男的，有女的，有窮的，有富的，有漢族，有少數民族的。然而，面對不同的人，都應該一視同仁，得把所有的病人都當成自己的親人，不管他的性別、年齡、出身、智力，什麼都不要管。醫生需要思考的就是怎麼樣把病人的病治好，不要耽擱人家的病。不能因為人家有錢，就敲人家竹槓；也不能因為人家沒錢，就拒病人於千里之外。他說，只有做到了這些，才能是「蒼天大醫」，否則就是「含靈巨賊」，意思是，你有本事，但我不認為你是好人，你是賊。

第三，他認為，做為一個醫生，還應該做到不避髒臭。這病人，得什麼病的都有。但是，如果遇到得了髒病的病人，應該怎麼辦？應該把他們當成自己的親人一樣，認真診治，否則的話，人神共誅之，做不到這一點，就別當醫生。

剛才這一段，只是他論述的主要部分。其實，在後面他還論述了醫生應該謙虛謹慎，博學好問，不驕傲自滿等等各個方面。在古今中外的醫藥學專著中，專門闢出一個章節來講如何做一個好的醫生，孫思邈在世界上是頭一號，專門講了醫生的醫德。

從這本書的第二卷到第三十卷，依次講的是婦科、兒科、五官科，還有傷風、腳氣、傷寒，內科的五臟六腑，還有其他雜病，備急諸術，養性，等等。一共包含二百三十三個門類，有五千三百首合、方、論等，這就是《備急千金要方》，有述有作，圖文並茂。所以，我們可以看到，這本書是繼《黃帝內經》和張仲景的《傷寒雜病論》之後，中國又一部中醫藥學著作，這本書被譽為臨床醫學的百科全書，於西元六五二年出版。

長命百歲的養生祕訣

七十多歲的孫思邈寫下了這樣一部著名的《備急千金要方》，但讓我們詫異的卻是，高齡的孫思邈竟然在他一百多歲的時候，又開始動筆寫另外一部書《千金翼方》。這一次，孫思邈會在其中寫些什麼？又是什麼特殊的原因讓他在如此高齡還繼續筆耕不輟？

又過了三十年，這就到了西元六八〇年了，孫思邈這回真的一百多歲了。他一想，我三十年前寫過一本書，那時寫書就想為百姓留下點什麼，然後就想指不定哪天自己生老病死，就完了。誰想又活了三十歲，又治了這麼多病人，又有了這麼多心得，乾脆正好趁盧照鄰還在這兒，我趕緊讓他幫我，把我這三十年的心得再寫一本書吧。兩人合作又寫了一本書，這本書叫做《千金翼方》。翼，在這裡是補充的意思，我孫思邈原來寫了一個《備急千金要方》，現在我又寫一本書。到了西元六八二年，孫思邈臨死之前，這本書終於正式寫完出版了。這本書也分成三十卷，共計是一百八十九門，合、方、論等等一共是二千九百餘首。

除了這兩本書之外，其實孫先生還寫了一些書，比如說《丹經》、《攝生真錄》、《福祿論》、《五兆算經》等很多書。他在這些書裡也有一些心得。除了他自己寫書之外，還配合政府寫書。西元六五八年，唐高宗繼位九年之後，就想找一批醫生寫一本書，這本書叫《新修本草》。為什麼叫《新修本草》呢？因為前人寫過一本書叫《本草》，所以唐朝要寫一本書叫《新修本草》，這本書在我們的中學課本中叫《唐本草》。這寫書的任務，就落到了孫思邈的身上，孫思邈和當時宮裡的醫生一道，寫成了這部《唐本草》。這本書大大豐富了我們中國原有的藥學著作《本草》，其中有一百多種藥物都是孫思邈自己親自嘗驗過，而在《本草》中沒有記載的。《唐本草》是人類歷史上第一部由國家頒布的藥典。

孫思邈在一千多年前所寫就的《千金方》，以及他參與編寫的《唐本草》，在為我們留下寶貴醫學財富的同時，也用相當的篇幅記述了他自己的許多養生心得。那麼，這個活了一百多歲的孫思邈，究竟在他的書中留下了怎樣與眾不同的養生體悟？

我現在就講一講孫思邈的養生方法。因為孫思邈最拿手的便是養生。但是說到養生，這還真的挺難說，它不是一兩句話能說清楚的，所以還是分分類。

首先說一說食療。如果有誰去過孫思邈的家鄉，陝西省銅川市耀縣孫家原，從那門口的藥王山，您會看到山上刻著許多大字，很長很長的五言詩，寫的是：「怒甚偏傷氣，思多太損神。神疲心易役，氣弱病相侵。勿被悲歡極，當令飯食均。再三防夜醉，第一戒晨嗔。亥寢鳴雲鼓，寅興漱玉津。妖邪難犯己，精氣自全身。若要無諸病，常當節五辛。安神宜悅樂，惜氣保和純。壽夭休論命，修行本在人。若能遵此理，平地可朝真。」詩很長，但是我們冷靜下來一想，說得很有道理。亥，晚上九點到十一點，睡覺之前先練一段氣功，「鳴雲鼓」就是氣功。寅，早上三點到五點，得起床。孫先生的意思是，早睡早起身體好。不過有的人說，孫先生還會寫五言詩啊？這詩是不是孫先生寫的？現在我們不敢肯定。可以肯定的是什麼呢？詩不管是不是他寫的，但是所反映的是孫先生的思想，這是毫無問題的。因為我們可以在孫思邈的《備急千金要方》中找到剛才這首詩的每一點的確切出處。所以，我們下面把目光放到孫思邈的《備急千金要方》卷二十六，這一卷講的就是食療。在食療中，他提出了食療的基本原則：

第一個原則就是節制飲食，不要吃飽了還要吃，吃個八成飽就行了。吃太飽了，最後上下都脹氣，肯定會得暴病。

第二就是要注意節氣，到了什麼節氣吃什麼東西。那麼具體什麼時候應該吃什麼呢？得看這個食物它含有什麼營養。孫思邈就對當時他能見到的一百五十多種食品，這些食品包括蔬菜、各種米麵、各種肉類、各種奶類，一一說明，一一分解。當然不是用我們現在的化學分解方式，而是用物理分解的方式一一說明。

不過說到這兒，我們倒要注意一個和食療有關的話題，就是減肥。節食減肥，這個話題孫思邈也談論過，不過他說的減肥跟我們現在說的減肥不一樣。他說，吃飯得吃八成飽，不能吃十成飽。就是吃飯的時候首先得問，我吃完這個飯餓不餓了，不餓就行了，別反著問，我吃飽了嗎？他說，「飽則傷肺，飢則傷氣。」

第三，怎麼吃？那講究大了，他告訴我們得細嚼慢嚥。怎麼叫細嚼慢嚥？嚼到什麼地步才能嚥？這米得嚼出這米是今年的新米啊，真的很香，得嚼出香味再嚥，不能囫圇吞棗。如果不大會兒，兩分鐘，三碗米飯吃下去了，這不行，得細嚼慢嚥。

第四，搭配的菜也有講究。搭配的菜要淡食，味道要淡，不能過甜、過鹹、過酸、過苦，什麼都不能過。為什麼呢？「鹹則傷筋，酸則傷骨」，所以最好是淡食。如果我們吃了過多的鹹的，筋就會不好；吃酸的過多了，對骨頭不好，老了就會有麻煩，病就會找到胳膊腿上，這都是從小時候不注意的結果。

第五，吃飯時的精神狀態也很重要。吃飯時不能生氣。孫思邈認為，吃飯就別生氣，生氣就別吃飯。吃著飯生著氣，晚上會做噩夢的。用孫思邈的話講叫讓人夜夢飛揚。白天生氣，晚上胡思亂想，最後這都對人體不利。

第六，關於飯和菜的搭配也有講究。孫思邈建議，少吃肉，多吃飯。我們現代醫學證明，多吃了肉，膽固醇、脂肪就會超標。另外在這裡面，他還說，要少吃菹菜，菹菜就是酸菜、醃菜，太鹹、太酸對人的身體不好。並且他很反感吃各種生菜、生米、生豆，還有陳臭物。比如臭豆腐，很好吃，是發酵過的東西，但是他認為這種發酵過的東西最好還是少吃。

第七，吃飯和飲酒的關係。吃飯時能不能喝酒啊？他認為最好是不喝酒。如果實在忍不住了怎麼辦呢？有這麼幾條，就是「飲酒勿使欲醉」，你喝酒不要喝醉了，實在想喝，實在禁不住人勸就喝一點，但是不要喝醉了。有人說，孫先生，如果我已經喝醉了怎麼辦，已經喝多了、喝高了怎麼辦？那趕緊摳出來，找一個地方迅速吐出來，「多則速吐之為快」。千萬不要讓它傷著身體，吐不出來，嘸了，那就不好了。然後他說什麼呢？說如果不聽我的，那麼骨髓還有筋骨都會受傷。經常喝醉酒，會傷筋、傷髓、傷神，最後導致人無法長壽。

世界第一位麻風病專家

在孫思邈《千金方》的養生方法中，除了飲食這個重要的方面之外，這位活到百歲之上的長壽老人，在自己漫長的一生中，還在關注些什麼？在這其中，他還有什麼獨特的養生秘訣呢？

孫先生下面要論述的是睡，睡覺那講究可多了。他講究怎麼睡覺呢？頭南腳北，不能反過來。還有一個頭左頭右的問題。他認為，春夏兩季，躺著的時候，應該頭朝東睡，秋冬兩季應該頭朝西睡。這話對不對我不敢說，反正孫先生就這樣睡了一輩子，活了一百多歲。睡覺的姿勢，是直直地睡呢，還是蜷曲地睡呢？他認為人的脊髓不是直的，所以要想直著睡，那就是和自己的身體較勁，最好還是蜷著身子睡。春夏臉朝東，秋冬臉朝西，頭總體來講是朝南的，就這麼睡覺。

除了這些，還有很多需要注意的，比如睡覺前一個小時不能唱歌。如果跟幾個朋友唱兩小時歌後回來睡覺，這樣肯定會睡了兩小時都睡不著，腦子裡想的都是別的。夏天天熱，睡覺不能晾著腳丫子，把腳丫子放在床外面，把腳架起來也不行，腳一定不能比頭高，腳得比頭低，頭高腳低這得知道。秋冬冷了，不能距離火爐太近睡，空氣不好。也不能捂著被子，被子裡面都是人呼出的二氧化碳，這對人的身體有害。所以一定要露著頭，睡覺的時候耳朵邊上不能有窟窿眼，從那窟窿眼裡灌風，容易得耳聾。另外他主張白天不能睡覺。我們現在講究中午瞇幾分鐘，但是他認為白天不能睡覺，晚上才可以睡。睡覺時不能張著嘴睡，睡前不能跟人聊天。張著嘴睡，病從口入，等等。這是關於睡覺的知識。

孫思邈在他的《千金方》中道出了有關長壽養生的種種心得，但在他的著述中，還有一個他認為至關重要的長壽因素，我們還沒有提到。那麼，這個至關重要的長壽祕訣會是什麼？今天的我們又會從這樣一部千年之前的古書中，獲得怎樣特別的啟示？

孫思邈認為，要想長壽，養性是養生之道的關鍵環節。怎麼養性呢？平時白天要注意些什麼呢？「莫久行、久立、久坐、久臥、久視、久聽。」不能老在那兒兩隻眼睛盯著一個東西看，老盯著看一個東西眼睛會充血，所以會傷血。這叫「久視傷血」。老躺著，傷氣，「久臥傷氣」。久立，像我老站著，這腿腳就麻了，所以「久立傷骨」。此外，「久坐傷肉」。還有呢？就是「久行傷筋」。這就是「莫久行、久立、久坐、久臥、久視、久聽」。此外還有三點，「莫強食」，大家吃飯，本來已經吃八成飽了，人家主人特別熱情，說再吃一碗吧，結果禁不住人勸又吃一碗，誰難受誰知道，別以為吃人家的好受，不能老吃。還有一個叫「莫強酒」。自己平時要注意，喝一點就行，甚至不喝。來人一勸，喝吧，強行灌酒，這個不好。另外，他認為吃飯的時候「莫憂思，莫大笑」，不能過度地思考問題，也不能見著高興的事一直大笑，更不能遇到不高興的事沒完沒了地哭，甚至恨這個恨那個，這都不好。他認為上面的都做到了，人就可以長生不老。

說到這兒，我們需要總結總結，孫思邈給我們中國的醫藥學界，給我們普通百姓帶來了什麼？孫思邈的貢獻其實真的是一言難盡。有人歸納了很多方面，我們這兒也只能擇其一二。孫思邈為人類帶來的貢獻，第一是他的兩本書；第二是他的醫德，這一點我覺得很關鍵。還有一個，我們前面講了孫思邈治麻風病，我覺得這個貢獻太重要了。孫思邈是世界上第一位治療麻風病的專家。孫思邈還是最早研究磁療學的，剛才講到的頭南腳北睡，說的不就是磁療嗎？最早提出磁療學的就是他。

不過孫思邈還有一個貢獻特別有意思，是什麼呢？就是孫思邈是我們中國最早提出阿是穴這一概念的人。阿是穴，在哪兒呢？大家別問我，我也不知道。如果有人到中醫針灸科那兒看病，大夫肯定問，哪兒疼啊？病人可能會回答，我上身整個胳膊都疼。然後醫生開始掐了，是這兒嗎？一按，不疼，不是。是這兒嗎？不疼。再一按這兒，病人「啊」的一聲，說是，這就叫「阿是穴」。因為疼痛的點不在穴位上，疼的不對地方，不是穴位，扎哪兒都不對，而病人就這兒疼，醫生乾脆就在這兒扎一針，就這麼著，病人的病就好了。所以阿是穴在哪兒，只有我們自己知道，你得病只有你知道，我得病只有我知道，一按，疼的人肯定得喊「啊」「是」，按的地方就是阿是穴了。這個可別說是我說笑話呢，這可是在《備急千金要方》中首次記載的，這個專利權肯定屬於孫思邈，這個沒人跟他爭。

最後，我們自然就要講到孫先生的死。再大的名人也有離開我們的那一天。西元六八二年，孫思邈去世了，去世之前，他囑咐家人不要弄陪葬品，要薄葬，當然家人也很注意遵守他的遺訓。孫先生雖已作古，但是他的醫德，還有他的兩本書卻永遠留在了我們中國人的心裡，也留給了全世界。

談到這兒的時候，我就總想，我們一開頭就講到了盧照鄰，那這盧照鄰的結果怎麼樣呢？就在孫先生去世的同一年，盧照鄰投水自盡了。有人說，盧照鄰自殺是因為他的痲風病沒有好，也有人說，盧照鄰是追隨他的師父孫思邈而去了。

【附錄】

張湛曰：「夫經方之難精，由來尚矣。」今病有內同而外異，亦有內異而外同。故五臟六腑之盈虛，血脈榮衛之通塞，固非耳目之所察，必先診候以審之。而寸口關尺，有浮沉弦緊之亂；俞穴流注，有高下淺深之差；肌膚筋骨，有厚薄剛柔之異；唯用心精微者，始可與言於茲矣。今以至精至微之事，求之於至粗至淺之思，其不殆哉？若盈而益之，虛而損之，通而徹之，塞而壅之，寒而冷之，熱而溫之，是重加其疾，而望其生，吾見其死矣。故醫方卜筮，藝能之難精者也。既非神授，何以得其幽微？世有愚者，讀方三年，便謂天下無病可治；及治病三年，乃知天下無方可用。故學者必須博極醫源，精勤不倦，不得道聽塗說，而言醫道已了，深自誤哉！

凡大醫治病，必當安神定志，無欲無求。先發大慈惻隱之心，誓願普救含靈之苦。若有疾厄來求救者，不得問其貴賤貧富，長幼妍媸，怨親善友，華夷愚智，普同一等，皆如至親之想；亦不得瞻前顧後，自慮吉凶，護惜身命。見彼苦惱，若己有之，深心淒愴。勿避嶮巇，晝夜寒暑，飢渴疲勞，一心赴救，無作功夫形跡之心。如此可為蒼生大醫，反此則是含靈巨賊。自古名賢治病，多用生命以濟危急，雖曰賤畜貴人，至於愛命，人畜一也，損彼益己，物情同患，況於人乎。夫殺生求生，去生更遠。吾今此方，所以不用生命為藥者，良由此也。其虻虫、水蛭之屬，市有先死者，則市而用之，不在此例。只如雞卵一物，以其混沌未分，必有大段要急之處，不得已隱忍而用之。能不用者，斯為大哲，亦所不及也。其有患瘡痍、下痢，臭穢不可瞻視，人所惡見者，但發慚愧悽憐憂恤之意，不得起一念蒂芥之心，是吾之志也。夫大醫之體，欲得澄神內目視，望之儼然；寬裕汪汪，不皎不昧；省病診疾，至意深心；詳察形候，纖毫勿失；處判鍼藥，無得參差。雖曰病宜速救，要需臨事不惑。唯當審諦覃思，不得於性命之上，率爾自逞俊快，邀射名譽，甚不仁矣！又到病家，縱綺羅滿目，勿左右顧眄；絲竹湊耳，無得似有所娛；珍羞迭薦，食如無味；醽醁兼陳，看有若無。所以爾者，夫壹人向隅，滿堂不樂，而況病人苦楚，不離斯須，而醫者安然歡娛，傲然自得，茲乃人神之所共恥，至人之所不為，斯蓋醫之本意也。夫為醫之法，不得多語調笑，談謔喧嘩，道說是非，議論人物，衒耀聲名，訾毀諸醫，自矜己德。偶然治差一病，則昂頭戴面，而有自許之貌，謂天下無雙，此醫人之膏肓也。老君曰：人行陽德，人自報之；人行陰德，鬼神報之。人行陽惡，人自報之；人行陰惡，鬼神害之。尋此貳途，陰陽報施，豈誣也哉。所以醫人不得恃己所長，專心經略財物，但作救苦之心，於冥運道中，自感多福者耳。又不得以彼富貴，處以珍貴之藥，令彼難求，自衒功能，諒非忠恕之道。志存救濟，故亦曲碎論之，學者不可恥言之鄙俚也。

——選自《備急千金要方·大醫精誠》

主講人簡介

紀連海，一九六五年出生，北京昌平區人。畢業於北京師範大學歷史系。北京市骨幹教師，西城區學科帶頭人。

代表作有《歷史上的和珅》、《歷史上的多爾袞》等。

李時珍真的是鐵拐李的徒弟嗎？
二十六歲就是合格有名的中醫師，
年輕的李時珍如何名揚天下？
李時珍是如何蒐集到一萬多個藥方？
這些藥方準確、科學嗎？

李時珍篇

李時珍，字東璧，號瀕湖，湖北蘄州人，明代著名的藥學家、醫學家。他出生於醫學世家，從小喜愛學習醫藥知識，精讀經史之書而無名利之心。其治學思想進步，敢於發現前人未到之處。西元一五五二至一五七八年，李時珍經過近三十年的時間，編成巨著《本草綱目》。全書五十二卷，收錄藥品一千八百多種，附圖一千一百零九幅，被達爾文稱為「一五九六年出版的中國百科全書」。

【一、坎坷從醫路】

李時珍是中國歷史上最著名的醫生之一，他出身於中醫世家，祖父和父親都是醫生。傳說李時珍出生前，河神就來向他的父親報喜。當李時珍出生時，白鹿入室，紫色的靈芝開滿庭院，鐵拐李還托夢說李時珍是他的徒弟，好像李時珍從出生那天起，就注定要成為一代名醫。然而歷史的真實情況是這樣的嗎？李時珍是怎麼走上從醫之路的呢？他所生活的那個時代又有什麼特殊之處？在皇帝求仙、宦官專權、天災人禍、瘟疫流行的惡劣社會環境中，年輕的李時珍又是如何名揚天下的呢？

誰能夠想像一頂皇冠沒有鑽石或者珍珠？沒有李時珍的傳統中醫藥學，就是一頂沒有鑽石或珍珠的皇冠，也是無法想像的。

一九五六年，郭沫若曾經為李時珍的墓題詞，開頭的四個字就是「醫中之聖」，就是說李時珍是醫生當中的聖人級的人物；而最後的一句是「偉哉夫子，將隨民族生命永生」。我們可以看到，這是高得不能再高的評價了。

那麼李時珍究竟是一個什麼樣的人物呢?他是通過怎樣的努力，一步一步地攀登上中國醫學的最高峰的呢?他的醫學成就跨越了漫漫幾百年的歷史，在今天是否依然還有用?他為什麼不僅受到中國人民的高度尊敬，而且在全世界也享有十分崇高的地位呢?現在，我為大家講述李時珍的故事。

李時珍，字東璧，號瀕湖。是湖廣蘄州人，湖廣蘄州也就是今天湖北省蘄春縣的蘄州鎮。他出生於明朝正德十三年，也就是西元一五一八年，去世的時候，是明朝的萬曆二十一年，也就是西元一五九三年，享年七十六歲。這在當時毫無疑問已經是高壽了。

西元一五一八年，李時珍出生於一個中醫世家，說是世家，按照中國的傳統，起碼得三代。的確，李時珍的祖父就是個醫生，但是他是個什麼樣的醫生呢?是個鈴醫。什麼叫鈴醫呢?晃著鈴鐺走街串巷招徠看病生意的這麼一個醫生。當然，他的社會地位低下，沒沒無聞，雖然他的孫子後來成了一個大醫生，但關於李時珍爺爺的史料基本上找不到。偶爾提及的時候也只提到叫「祖某」，就是祖父某某，可以說連名字都沒留下來。李家走向興旺，是從李時珍的父親那代開始的。

李時珍的父親叫李言聞，字子鬱，號月池。他也是先在鄉間行醫。但是由於他的醫德和醫術俱有可觀，醫德高尚，醫術高明，最後成為皇家醫生，也就是御醫。他有個正式的頭銜，叫太醫院吏目。太醫院就是皇家醫院，吏目是什麼呢?是太醫院裡最小的那個官。這個官小到什麼程度呢?從九品。那不能再小了，明朝的官職是九品十八等，從九品已經是十八等了。但無論如何，總歸是一個官，對於一個平民家庭來講，對於一個父親還是一個鈴醫這樣的家庭來講，毫無疑問這不是一件容易的事情。

月池公，也就是李時珍的父親，還曾經有過不少的著作，有的應該很有趣，比如《人參傳》。關於我們吃的這個補品人參，月池公是寫過一本傳記的，從題目看就很有意思，很可惜的是沒有能夠留下來，現在只有很少的一部分被李時珍引用在自己的著作裡。

現在有好多學者強調，李時珍後來之所以成為一個偉大的醫生，是受到了父親和祖父的影響，這麼說似乎沒有什麼不對，但是我們一定要注意，這只不過是後來的事情。剛開始的時候，恐怕未必如此。

為什麼這麼說呢？

首先，李時珍的哥哥李果珍，壓根兒就沒有學過醫。沒有任何關於李果珍學醫的記載，那麼憑什麼說李時珍受父祖的影響去學醫，他的哥哥卻不受父祖的影響呢？

其次我們可以清楚地看到，李時珍的父親給李時珍設計的人生道路以及李時珍對自己的期望，原本和中醫毫無關係。如今大家經常說，李時珍出生的時候，「白鹿入室，紫芝產庭」。這是見於李時珍的傳記的話，意思是當李時珍出生的時候，家裡面突然跑進來一頭白鹿。白鹿是祥瑞啊。還有紫顏色的靈芝在庭院裡生長出來。有這個記載，所以李時珍「幼以神仙自命」，李時珍小時候就覺得自己是個神仙，跟凡人不一樣。當然，了解中國傳統史籍的人都知道，這種說法是對成名人物早年的某一種理想化的誇大而已，是靠不住的。

至於為什麼叫李時珍，他這個名字怎麼來的？民間的傳說也把這說得大有來歷。怎麼一個大有來歷呢？說李時珍的父親有一天行醫之餘，閒來無事到湖裡打魚，打了半天什麼也沒打到。他就跟自己說，我就撒最後一網看看。結果這一網撒下去，等他再拉的時候，發現這個網裡面沉得不得了。他以為是一條大魚呢，費了九牛二虎之力拖上來一看，結果差點氣個半死，原來網裡邊只有一塊石頭，什麼都沒有。李時珍的父親很惱火，於是就自己在這邊哀歎，說石頭啊石頭，我和你無怨無仇，你冒充一條魚捉弄我幹麼！他沒想到，這塊石頭乃是湖神，是湖裡面的一個神仙。湖神跟他說，你看你還罵我，我到你網裡是給你面子。湖神還說，「石頭石頭，前來賀喜不用愁，先生娘子快落月，不知先生有何求？」意思是我好心好意給你賀喜，你還在外面忙著打魚，你們家的娘子快要生孩子了。李時珍的父親趕緊跑回家，正好碰到李時珍落地出生，所以李時珍最早的名字應該是「石珍」，一塊很珍貴的石頭，所以應該是「石頭」的「石」，但是李時珍的媽媽張氏不知道為什麼，就把他叫成「時間」的「時」。因為我不懂湖北話，不知道湖北話裡「石頭」的「石」和「時間」的「時」有什麼關聯，反正就叫成李時珍了。而就在當晚，李時珍的父親月池公做了一個夢，夢見誰了呢？鐵拐李，夢見鐵拐李來賀喜，說「時珍時珍，百病能診，做我高徒，傳我醫名。」鐵拐李是醫生，所以，如果按照傳說，李時珍這個名字來歷不凡，而他本人是鐵拐李的徒弟。當然，這個說法大家只能一笑了之了。

出身中醫世家

在中國民間的傳說中，似乎李時珍從出生那一天起，就注定要成為一代偉大的名醫，而真實的情況是不是這樣的呢？

我們必須回到歷史當中去理解歷史。

李時珍的父親憑藉著自己的醫術慢慢有了一點地位，也有了一點名聲。可是，那畢竟不是十年寒窗，通過科舉考試得來的名聲。所以李時珍的父親內心總歸覺得自己有遺憾。現在大家也有一種說法，認為李時珍從小對中醫情有獨鍾，那是靠不住的，那是以後推前，並不符合歷史事實。至於說李時珍從小聰明過人，現在很多人也這麼講，認為李時珍從小就是個醫學神童，那也有誇大之嫌。從史料上看，起碼在開蒙讀書以前，李時珍給人的印象是反應遲鈍，而且體質很弱，「幼多羸疾，質成鈍椎」。是一個柔弱而略顯木訥的孩子。不過，從六歲開始讀書以後，李時珍應該就很快地顯示出了聰明。何以這麼說呢？我們知道，西元一五三二年，李時珍剛剛十四歲的時候，就中了秀才，這是非常能夠說明問題的。在古代，中秀才是很難的。大家只要想一想魯迅先生筆下的孔乙己就知道，孔乙己考了一輩子還是個老童生。李時珍十四歲就中了秀才，應該說是一個少年俊傑。這也給李時珍的父親帶來了莫大的希望。他彷彿看到，足以光宗耀祖、光大門楣的舉人和進士頭銜就在不遠處等著他的這個愛子。光大門楣不是一個簡單的成語，在中國傳統社會，考取了舉人以後這家的門是比別人家的要高幾寸的，所以李時珍的父親對李時珍抱有更大的期盼。不用說中進士，只要中舉人，李家的社會地位頓時就會改觀。關於這一點，大家只要想想《儒林外史》裡面的范進中舉就明白了。原來范進是個什麼樣的人物？姥姥不親，舅舅不愛，連丈母娘、岳父都瞧不起他。一旦中舉呢？送錢的也有了，知縣也上門來拜訪了，還有人投靠為奴。他的岳父打了他一巴掌，手扭了，還覺得是打了文曲星，因為舉人就是文曲星，天上的星宿下凡啊，那不是凡人。一方面，我們可以看到人中舉以後社會地位馬上提高，但是同時我們應該看到中舉人是何等之難，簡直一言難盡。李時珍連續參加了三次科舉考試都沒有中舉，第二次考試時，還由於過度的用功和勞累得了骨蒸病，連續高燒不退，非常危險，差點把命丟了。假如沒有一個名醫父親，恐怕中國的中醫藥史上就不會有這個醫中之聖了。

李時珍十四歲就能中秀才，後來又成為一位偉大的名醫，為什麼兩次考不中舉人？李時珍兩次都沒考中，第二次還累出病來，差點丟了性命。那他為什麼還要參加第三次科考？第三次李時珍考中了沒有？他後來又是怎麼走上從醫之路的呢？

此後，李時珍依然在科舉路上艱難跋涉。他集中一切精力，希望能夠通過科舉考試。一直到嘉靖十九年，也就是西元一五三九年，李時珍二十三歲那年，他第三次落榜，李時珍的舉人夢和李家的舉人夢徹底破碎了。現在好多研究者想不通，李時珍這樣偉大的科學家、醫學家，怎麼會連個舉人都考不中呢？

於是大家就拚命地為李時珍解釋。在他們的心目中，李時珍如此偉大的人物，後來又取得了舉世矚目的成就，怎麼連區區一個舉人都拿不到手呢？今天的研究者就為此提供了好多理由，主要的理由是：李時珍的心思壓根兒就不在科舉上，他一心想著人民大眾，不願意迎合科舉考試的要求，不好好寫文章。我們想想，這樣的解釋有道理嗎？我們再想想，這樣的解釋有必要嗎？我認為，這樣的解釋完全是毫無必要的蛇足之論，是以後來的李時珍去推斷少年的李時珍，以現代人的心理去揣摩古代人的心理，強加於古人。而且這裡邊還有點嫌疑，還有點現代人的重理輕文的嫌疑。中醫學在現代人眼裡是科學，科舉考試在現代人眼裡是文科，我們一般認為理科生應該比文科生聰明，李時珍理科那麼好而文科怎麼會不好呢？有這種心態在作怪，這實在是有點可笑。李時珍曾經一度熱衷於科舉，這是歷史的常態，絲毫不會損害後來的李時珍偉大的成就和光輝的形象。哪裡用得著我們去隔靴搔癢，吃鹹鹽操淡心地去強做解釋？真實的情況應該是李時珍父子都對科舉之路心灰意冷，絕望了，覺得李家沒有再出舉人、出進士的命了，這才轉而學醫。這是一種無奈的選擇，不是心甘情願的放棄。當然，熟悉中國傳統讀書人心態的都知道有一種說法，叫「不為良相，則為良醫」，意思是做不了一個優秀的宰相，那麼就退而求其次，去做一個優秀的醫生，這是中國傳統讀書人的一個傳統心態。宰相當然沒那麼好當，一般來講都必須通過科舉之路，而良醫就比較容易實現，可以通過自己的努力做到。我想，這也或多或少給李家父子帶來了一丁點的安慰。

李時珍三次科考不中，在無奈中徹底放棄了科舉之路，他那年已經二十三歲。也許我們會感到遺憾，如果他早點隨父學醫多好，從十四歲中秀才，到二十三歲科舉之夢的徹底破碎，這麼多年的時間豈不是白白浪費了？

那麼，我們是不是可以說，李時珍花費在科舉上的近二十年的時光完全是白費了呢？我想，這麼說又過於極端了。為什麼呢？科舉考試要求對四書五經以及對朱熹的注爛熟於心，這對人的記憶力是有一種特別的要求的，對文字和思維都有相當嚴格的訓練。八股文不是那麼好寫的，它有一套非常嚴格的規程，啟、承、轉、合，這當然能鍛鍊人的思維的嚴密性。今天的學術界，已經不再像過去一樣對八股文一味否定，而是日益看到了傳統科舉和八股文當中還存在著某些比較好的成分。實際上，這近二十年的寒窗苦讀，給李時珍打下了良好的文化基礎，養成了刻苦學習的習慣，這對李時珍日後取得成就來講都是必不可少的。我們知道，過去的好多中醫的文化水準是不高的。甚至有好多中醫一輩子就只會唱方。我不知道大家有沒有碰到過這樣的中醫，他不是給病人寫方子，而是把藥名唱出來，旁邊有人再寫下來。或者旁邊的人也不識字，聽到他唱的藥名就直接給病人抓藥。好多著名的中醫都是這樣的，一直到一九四九年以前都是唱方。李時珍跟他們不同，他有很高的文化素養，中了秀才也就意味著基本上能寫一手不錯的文章，這怎麼能說對李時珍不重要呢？更何況，在科舉考試所必須閱讀的中國傳統的典籍當中，也有好多關於醫藥學的知識。所以這一切對李時珍來說毫無疑問都是有用的。

李時珍所生活的時代，還有一件事情非常值得我們注意，應該受到我們的高度重視。什麼事情呢？就是城市的工商業開始發展，開始抬頭。做生意這麼一個在傳統中國社會好像是擺不上檯面的事，有點丟面子的事，在明朝中後期突然時髦起來，不再被人看低一等。科舉這樣的正途不再像以前那麼吃香，人們也不像以前那樣心念中只有一條路，好多儒生特別是在科舉考試途中不順利的那些儒生，被吸引到科學、技術和商業的領域裡。

辛苦的從醫之路

李時珍所生活的那個年代，正是中國封建社會已經開始從鼎盛走向衰敗的時期，這樣一個社會時期都有些什麼特點？又對李時珍產生了什麼樣的影響呢？

李時珍生活在一個什麼樣的時代呢？他生活在動盪不安的明朝中後期。在明朝的中後期，接連幾個皇帝都非常的昏庸，有的皇帝甚至昏庸到超出我們想像的地步。比如有的皇帝幾十年不上朝，所以有好多臣子做了一輩子的官，從做官開始一直到死都沒見過皇帝的面。有這樣只顧享樂的皇帝！老百姓好多時候壓根兒就不知道皇帝是誰，只知道大太監是誰。所以民間的百姓經常講，朝廷有兩個皇帝。他們是怎麼來區分的呢？一個是老皇帝，一個是小皇帝，也許太監的歲數比較大，所以稱他老皇帝；一個是站著的皇帝，一個是坐著的皇帝，站著的皇帝當然是太監了。太監所控制的東廠、西廠，當然還有別的，完全是一種特務機構。他們對全國的百姓實行特務化的統治，手段殘忍無比。朝廷的那些讀書人或者士大夫呢？好的也不多，要麼和宦官爭鬥，而這個爭鬥基本上是爭權奪利性質的；要麼和宦官狼狽為奸，自然更好不到哪裡去。國事混亂，統治黑暗，經濟殘破，社會動盪，反抗不斷。這是李時珍所生活的明朝中後期的一個大致的概況。

而這一段時期的明朝，還有一個特點，那就是上行下效。從皇帝到官員，乃至全社會的一般民眾，都熱中於幹什麼呢？拜神。這大概不奇怪，因為傳統中國好多人都拜神、煉丹，明朝後期的老百姓從上到下也都忙於煉丹、求仙，都期望著自己能夠成為神仙。臭名昭著的一代奸臣嚴嵩，我們大家都知道，他就是靠了寫得一手好青詞才得到皇帝的青睞。什麼叫青詞呢？它是在求仙的時候，獻給天上神仙的一種祈求文，人們把自己求仙的決心和希望用非常華麗的辭藻寫下來。而這樣的文章叫青詞。嚴嵩能夠在中國政壇上嶄露頭角，得到皇帝的寵信，最後獨攬大權，禍國殃民，正是靠他寫得一手好青詞。像嚴嵩這樣的人當權之後，當然是獨攬大權，迫害忠良，作惡多端。

在這樣一個宦官專權、皇帝求仙的年代裡，對於剛剛開始當醫生的李時珍來說，會不會更加劇了他從醫之路的艱辛呢？後來，發生了什麼樣的特殊事件，使年輕的李時珍名揚天下了呢？

然而，老天爺好像故意要考驗這位未來的偉大的醫藥學家，磨練他的意志，一開始就給李時珍來了個下馬威。什麼樣的下馬威呢？就是在李時珍正式放棄科舉轉而學醫的這一年，北京城裡的嘉靖皇帝也在這一年下定決心打算煉丹成仙。從此，這位皇帝就拒絕辦公，也就是不上朝了。整天一門心思地研究煉丹，親自領導煉丹工作，決定排除萬難，不煉出仙丹，誓不甘休。我們知道，按照道家的說法，成仙有好多種方式，比如修煉、辟穀。但是皇帝的想法跟一般人的不一樣，他想成仙，但是他可不願意吃這苦，也不願意費那麼大的勁兒。他的想法很簡單：我該幹啥還幹啥，等到煉出一顆靈丹妙藥，我吃了藥，就羽化登仙了。在嘉靖皇帝看來，吃丹藥是最簡捷的辦法。皇帝一般都想最好的事情，而大奸臣嚴嵩，就是借著這股妖風得到了皇帝的信任。皇帝如此，宮廷裡的情況就可想而知了。煉丹的道士當了大官，在威嚴的皇宮裡面，建起了大壇，架起了煉丹爐，全宮裡的人都煉丹。地方上更是一幅荒唐的景象，老百姓被官員驅趕著去捉梅花鹿，砍檀香木，採老靈芝。這些要進貢，皇帝煉丹要用，當時全國的老百姓都忙於幹這個。

那麼也許有人會問，這是發生在宮廷的事情，發生在遙遠北京紫禁城的事情，跟在湖北蘄州的李時珍有什麼關係呢？還真有關係，李時珍的父親已經不再是鈴醫了，是進過太醫院的名醫，他當然不會走街串巷行醫，於是他就開了個診所，這個診所就開在當地最熱鬧的道觀——玄妙觀前。去過蘇州的人一定都知道，蘇州最熱鬧地方就是玄妙觀。以李時珍父親的名聲，診所的生意是非常紅火的，前來求醫求藥的人絡繹不絕。但對面的玄妙觀是道觀，就更要響應嘉靖皇帝的煉丹號召，所以玄妙觀裡的道士也開始大規模地煉丹，希望能夠煉出丹藥進貢給皇上，幫助皇上完成成仙的偉大夢想。這麼一來，就把李時珍父子的診所給關了。李時珍對這個當然是一肚子氣。事實上，終其一生，李時珍都對煉丹成仙這一套迷信的東西嗤之以鼻，恨之入骨，這股氣不是沒來由的。皇帝當然是沒人能管了，但是，既然皇帝是天子，那麼老天爺總應該可以管皇帝吧？果不其然，皇帝的這番胡鬧不僅沒有能夠使自己成仙，反而鬧得天怒人怨，老天爺開始發出警告了。然而，只要稍微熟悉一點中國歷史的人就會明白，老天爺所警告的往往不是天子，他往往直接警告最苦難的老百姓，這一場警告也是如此。在煉丹爐的裊裊青煙之下，一場來勢兇猛的全國性的瘟疫突然發生，而李時珍的老家蘄州恰恰是重災區。為什麼呢？因為李時珍的老家先是遭遇了旱災，緊接著又發生了水災。大旱以後大澇，這是最容易導致大規模瘟疫的。

天災人禍相繼而來，僥倖躲過天災的百姓，又被瘟疫奪去了性命，災區的百姓為了逃避災害和瘟疫，流離失所，四處逃難。此時的李時珍剛剛從醫不久，他是如何面對這場大瘟疫的呢？

李時珍父子在這場瘟疫當中施藥施醫活人，正是由於這場大瘟疫，使剛剛開始學醫的李時珍有機會直接面對原來只有在書本上讀到的病症，或者父親講述的大量各種各樣的病症。用我們今天的話來講，他因此得以積累了寶貴的臨床經驗。李時珍父子醫術高超，醫德更是感人。按照歷史的記載，碰到那些流離失所的窮人，李氏父子有時候連藥費都不收，大量地提供藥物，救人性命，這在當時湖廣一帶傳誦一時。而年輕醫生李時珍，做為他父親的助手，完全是戰鬥在瘟疫肆虐的第一線，可以說，年輕的李時珍的名聲就隨著瘟疫傳播了出去。這麼說聽起來有點彆扭，李時珍的名聲隨著瘟疫傳播出去，彆扭歸彆扭，但卻是歷史事實。

當時的情況和今天當然不同，今天我們知道學醫動輒六年、八年，醫學的學制比較長，而李時珍從開始學醫到獨當一面，成為一個獨立的職業醫生，只用了三年多不到四年的時間。從二十六歲開始，他就已經是一名合格的中醫了。

李時珍接下來的醫學之路是一帆風順的嗎？他又是怎樣發願編纂《本草綱目》的呢？請看下一講。

【二、立志修本草】

李時珍在與瘟疫的較量中成了一位名醫，他對窮人免費施醫施藥，對夢想長生不老的權貴們，卻不卑不亢地巧妙捉弄他們，所以李時珍在民間有很好的口碑。但令李時珍名垂青史的，是他修訂的《本草綱目》，那麼是什麼樣的機緣激發了李時珍重修本草的偉大理想呢？

經過短短的三年多時間，李時珍已經成為一個有獨力行醫能力的醫生了。當然了，當年沒有像今天這麼嚴格，人們一定要考取某種資格或者權威部門頒發的某種證書才能當醫生，當時只要大家信任，只要這個人的確醫得好病人，在老百姓當中有口碑，大家就認可他為一名合格的醫生。所以李時珍很快就成了當地的名醫，而且名聲愈來愈大。他的名聲已經不再是地域性的，而是全國性的。也就是說李時珍在三十歲左右的時候基本上已經是個聞名全國的名醫了。這麼說有什麼例子沒有，有什麼證據沒有？有，我就給大家舉其中的一個。

西元一五五六年，在楚王的封地湖北，楚王的世子（能夠繼承王位的這個兒子叫世子，能夠繼承皇位的叫太子），也就是他非常重要的一個兒子，突然得了一種病，什麼病呢？說白了就是突然昏厥，找了好多醫生都治不好。楚王很著急，慕名請來了李時珍，李時珍給楚王世子開了一帖藥，世子服完了李時珍開的藥，就不抽風了。為了報答李時珍，楚王就委任李時珍一個官，這個官的職責就是主管王府裡面的祭祀，是七品官，比他父親的從九品高多了。七品是跟縣令平級的官，李時珍是個醫生，為什麼楚王讓他去管祭祀呢？楚王很聰明，他給李時珍一個官銜，一份俸祿，讓李時珍安心在王府上班，實際上他派給李時珍的真正工作是管理良醫所，也就是說，希望李時珍拿著七品官的俸祿，能夠作為王府的專用的醫生。那麼，李時珍是怎麼做的呢？他一來不願意和外界隔絕；二來，王府裡面也在煉丹，楚王也想成仙，這讓李時珍很看不慣。所以，李時珍經常外出為人看病，去問和尚，去問遊方郎中，問普通的百姓，打聽各種各樣的藥，打聽各種各樣的偏方。

三年以後，即西元一五五九年，北京的皇帝突然要招攬天下名醫。楚王就將李時珍推薦入太醫院，李時珍也像他的父親一樣進入了太醫院。

但是李時珍在太醫院裡面沒有名目，不像他父親還是個吏目，還是一個小官，李時珍是七品的身分，但他這個七品官是楚王府的，並不是太醫院的。按照常理，進入太醫院，在老百姓的眼裡就是御醫了，這是任何一個醫生的職業巔峰。然而，京城裡邊求仙煉丹的風氣比起楚王府裡毫無疑問是有過之而無不及。此外，太醫院是個衙門，官腔十足，李時珍人微言輕，根本沒人把他當回事，所以一年以後李時珍找了個藉口就辭官回家了，不是回楚王府，乾脆直接回自己家了。這樣的聲譽，加上進入太醫院這麼一種經歷，並沒有使李時珍感到快樂。我們這麼說有證據嗎？有，李時珍的兒子為李時珍立碑的時候，壓根兒就不提這一段。按道理說，作為醫生，怎麼能不提成為御醫這一段經歷呢？所以看來李時珍本人和李時珍的後代，都沒有把這一年的太醫院的經歷當回事。至於我們有好多學者講，或者民間傳說，李時珍還當過太醫院的院長，那更是子虛烏有的事情。

李時珍對那些有真才實學的官員是尊重的，這個我們後面會講到，可惜這樣的官員並不多。至於對那些庸劣不堪、裝腔作勢的官員，李時珍是有風骨的，絲毫不給面子，這一點當然在正史史料裡看不出來，因為正史史料是盡量迴避這些問題的。

但是，有兩個民間傳說很有說服力，它們是怎麼講的呢？我們先講第一個，有一年的除夕之夜，李時珍從外地採藥歸來，剛回到家裡，門外就有人敲門，大呼小叫，很不禮貌。李時珍開門一看，是州裡面的一個叫馬三的參議在門口敲門，當地的州官名聲很壞，而這個馬三也是狗仗人勢的一個人，所以才那麼沒禮貌。李時珍就問他了，馬大人，有何指教啊？馬三一看，說，你看見我你還問，我是誰啊？我是州官眼前的人，當然是州太爺叫你去一趟了。李時珍就問，難道州官得病了？馬三怎麼回答的呢？馬三很有意思，說啊呸，老爺身體康泰，永遠健康，怎麼會得病呢？李時珍說，那奇怪了，沒得病找我這個大夫幹什麼？李時珍很聰明，一想就想明白了，說，哦，到除夕了是吧，那是打算讓我開一個保養的方子，開一個能夠長壽的方子，是吧？馬三說，正是正是，快走快走快走，老爺今年的心病就是這個，這個時候要拿不到方子，年過不好。李時珍也沒興趣理他，但是也不願意得罪他，就跟他說，馬大人，現在是除夕，誰家不過年啊？不就是開個方子嗎？我開給你，你帶回去帶給州太爺不就可以交差了嗎？馬三一想也是，就興沖沖地拿了李時珍的方子回去了。

州官拿到一看，上面是叫「千年長壽方」，乍一看挺高興，再仔細一看，差點沒當場背過氣去。李時珍的這個方子怎麼開的呢？「千年陳穀酒，萬載不老薑，隔河楊搭柳，六月瓦上霜，連服三萬七千年。」這個方子裡的幾樣東西都找不到。千年陳穀釀的酒，哪裡有這種穀子呢？穀子怎麼能放到變成千年陳穀？「萬載不老薑」，過了一萬年還沒有老的薑，還得是一個很嫩的薑。「隔河楊搭柳」，楊柳都是垂下的，怎麼可能隔著河還能讓楊柳搭上呢？還得在六月從瓦上刮點霜下來。就算你做成這味藥，還得連服三萬七千年。這個故事，就說明李時珍對這些惡官是不當一回事的。

另外還有一個故事，叫「巧治狗縣官」。有一個縣官，請李時珍看病，這次李時珍去了。李時珍稍微把了一下脈，就說，大人的脈象一切正常，只不過您太胖了，別的病沒什麼。但肥胖將來恐怕隨時會產生問題。這個縣官當然嚇著了，說，那要請李大夫趕快想想辦法，給我解決這個問題，錢好說，診金好說，要多少都行。李時珍不接這個工作，就對縣官講，錢慢慢再說，只不過你得答應我一個要求。狗縣官一聽，到這個分兒上當然什麼都得答應，就問李時珍，你有什麼要求啊？李時珍說我的要求是你一定要嚴格按照我的方子抓藥、服藥。縣官一聽原來是這麼一個要求，這很正常，於是趕快答應了。李時珍接著還講，我這個方子，一不用服藥，二不用扎針。縣官一聽，心想太棒了，還有這等好事，又趕快答應了。李時珍接著說，這方子還不用寫，我說出來你記住就行。那縣官一想，這更好了。李時珍提出：第一，不吃魚、不吃肉。縣官一想，這能答應，我太胖了，也吃夠了，我答應。第二，每天步行三十里，到民間走三十里。縣官一想，這我也能答應，這沒什麼，我堅持。第三，要收購，就是要去買東西。買什麼呢？農夫、漁夫、轎夫的破氈帽，把這幾類人的破氈帽去買來，把它燒成灰，和著蜂蜜做成一種藥，叫「明芝明膏」，諧音就是「民脂民膏」，每天服用。縣官聽到這裡，氣得幾乎把命都丟了。所以這兩個故事就說明，李時珍不畏權貴的這種性格在當時廣為流傳。

重修《本草綱目》名垂青史

李時珍不僅醫術高超，而且不畏權貴，所以在民間有很好的口碑。但真正使他名垂青史的，還是他所修訂的《本草綱目》。那麼是什麼樣的機緣，使李時珍萌生了重修本草的偉大理想呢？

李時珍發現，古代的本草著作裡邊有大量的錯誤，有的是將幾種藥物混為一種，不予區分，比如人參、黨參，這兩種療效完全不一樣的東西，被混為一種；有的是將一種誤分為幾種，比如枸杞子這種東西，也許不同產地的枸杞子外觀可能相差比較大，被誤認為幾種不同的藥；要麼就是對藥物的療效描述不準確；要麼就是圖文背離。中國過去的本草也是有圖的，比如這個圖上畫的是這個，實際上藥物的內容卻對不上，這當然就很麻煩了。這種情況如果不加以改變，隨時會產生嚴重的後果，會使病人得不到恰當的醫療，嚴重的話會付出生命的代價。

於是，一個偉大的念想就在李時珍的內心深處迸發出來了，那就是不惜一切代價重修本草，相當於重修中國的藥典。終於，到西元一五五二年，李時珍三十五歲那一年，也就是行醫十一到十二年以後，斷然決定，不再以開業行醫為主，而是集中主要精力服務於重修本草這麼一個偉大的理想。

為了編纂《本草綱目》，李時珍到各地進行考察，他進深山入老林，甚至請教遊醫和農民，不僅對每一種草藥都進行了認真的核實，而且還收集了許多珍貴的民間偏方。李時珍一路走來，一邊考察，一邊行醫，這一路上，他在民間都留下了一些什麼神奇的故事呢？

我在這裡講兩個故事，這兩個故事都是流傳在江西、安徽交界的湖口地區，這是很小的一個地區，而這個區域恰恰是李時珍出外考察的時候經過的、停留過的地區。

一個故事叫「診活死人」，就是說李時珍把一個死人給醫活了。這是怎麼一回事呢？李時珍在考察的路上，突然迎面碰見一隊人，這是一隊出喪的人，他們都很悲痛，抬著一口棺材，要把這個棺材送到墓地裡去埋掉。李時珍看到棺材在向外滴血，做為一個醫生，他本能地非常注意這個情況。李時珍仔細一看，發現滴出來是鮮血，不是瘀血。李時珍就趕緊攔住這些送葬的人，說，等一等，這個棺裡的人可能還有救。送葬的人就告訴李時珍，說，這裡邊是一位婦女，因為難產大出血而死，已經請了周圍好多醫生看都不行，我們怎麼會憑空相信你這麼一個遊方郎中呢？因為那時候沒有照片，也沒有報紙和電視，這些人當然沒見過李時珍長什麼樣，也就不知道面前的遊方郎中其實是大名鼎鼎的李時珍。他們說，我們怎麼能為了你開棺呢？要知道對古人來說，開棺是件大事。李時珍說，你先把它打開，我試一下。別人還是不肯，說死人都是入土為安的。李時珍就發了狠話，說，裡面流出來的是鮮血，我敢說裡面的人有救。因為李時珍知道裡面的人是因難產而死的，應該有救。他說，我不僅能夠讓這位女子復活，我還能讓她生下孩子。那些人一聽都愣了，心想，這樣的話就寧可信其有，不可信其無了。然後把棺材放下，打開棺蓋，抬出裡面在他們認為已經死去的婦女。李時珍首先是對她進行按摩，按摩完了以後在婦女的心口、心窩扎針。過了一會兒，這個女的活過來了，而且她腹中的孩子也順利地生了下來，還是個大胖小子。這個故事就叫做「診活死人」，在湖口地區，也就是安徽和江西交界的地區，傳播很廣。

另外一個故事，叫「診死活人」，就是李時珍把一個活人給診死了，這兩個故事還是相關的，都在湖口地區廣為流傳。這又是個什麼故事呢？

李時珍「診活死人」這個故事在這個區域都傳開了，大家說有一個非常神奇的醫生，經常在這一帶遊方。有一天，李時珍來到一個鎮上，大家一看，知道就是那個神奇的遊方郎中，於是就像看神仙一樣，一下子把李時珍圍在街道中間，有向他請教的，有請他看看氣色把把脈的，李時珍當然走不了了。正好旁邊有一家藥店，藥店的老闆有一個胖兒子，正在櫃檯裡面吃飯，一聽說神醫來了，那當然很好奇，就翻身爬過櫃檯。我們知道過去藥鋪的櫃檯跟當鋪的櫃檯都很高，大家從魯迅先生的小說裡都可以知道。這個胖小伙子翻身躍過櫃檯，扒開人群，拚命地擠擠擠，就擠到李時珍面前，來看熱鬧。看到李時珍以後，這個胖小伙子對李時珍很尊敬，就說，先生，我終於擠進來看到你了，久仰大名，您能不能看看我有什麼病啊？李時珍就搭了一下脈，跟他說，小伙子，真可惜，你年紀那麼輕，恐怕活不過三個時辰了，你趕緊回家，不要倒在外邊，不要讓家裡人到外邊來收屍。小伙子一聽，一下就火了，心想，我好心好意，飯也不吃了，又翻過櫃檯擠開人群來向你請教，你怎麼這麼說話？我剛剛還吃了四碗飯，喝了半斤酒，我怎麼就要死了呢？旁邊圍觀的人當然也覺得李時珍有點太過分了，把一個活生生的人診為活不過三個時辰，按照中國的傳統來講，這是咒人死啊。李時珍也沒有解釋，過了一會兒，人群散開不久，李時珍還沒離開這個鎮，就傳來了這個小伙子暴病身亡的消息。別人才想起李時珍剛才有這個話，於是就來請教李時珍。李時珍說，很簡單，那個小伙子剛剛在吃飯，飯已經吃得太多了，又喝了大量的白酒。然後翻過高高的櫃檯，再拚命地擠進來，這時腸子已經受到致命的損傷，而實際上等他到了我面前，他已經沒治了，所以我才說他活不過三個時辰。這是另外一個故事「診死活人」。這兩個故事都在湖口一帶流傳。

李時珍用了十八年的時間進行野外考察，又用了十年的時間三易其稿，終於完成了自己重修本草的心願。《本草綱目》彙集了一千八百多種藥物，一萬一千多個方子，這些藥物和方子是為了給後人查閱的，但這麼龐雜的內容，如何分類才能便於查找呢？我們查字典可以按拼音，也可以按部首，那麼李時珍是按什麼來整理這些中草藥和方子的呢？

在編纂《本草綱目》時，李時珍考慮，以什麼樣的一種體系來對這些藥物和方子進行分類呢？這是科學的事情，不能就這樣把藥物和方子放在一起，弄一個大全就完了。原來的分類法被李時珍拋棄了，他發明了十六部六十類分類法，這讓後來的科學界大為讚歎。他把藥物分為水部兩類，火部一類，土部一類，金石部四類，草部十類，穀部四類，諸如此類，把這一千八百多種藥物分門別類排進去，再附加一萬一千多個方子，這當然是了不起的。

李時珍從年輕時發願重修本草，到年過花甲終於編纂完成時，已經耗盡了家中所有的財力，他已經沒有錢來出版《本草綱目》了。而李時珍最大的心願，就是讓這部《本草綱目》早日出版，造福於世。然而令李時珍沒有想到的是，出版這部書，比編纂這部書更難。

正好是在《本草綱目》的定稿完成的第二年，萬曆皇帝，原來挺好的一個皇帝，突然不願意儒生議政，他覺得底下亂七八糟都在議政，很討厭，於是下令關閉全國的書院，不許儒生們聚在一起亂發議論，不少人還因此掉了腦袋，這是很大規模的一場運動。而出版界戰戰兢兢，也不大敢出書了。張居正也在這一段時間去世了，給全國的經濟文化帶來一片大好形勢的改革突然終止。西元一五八四年，張居正遭受開棺戮屍，他的屍體被抬出來，遭受鞭打，然後燒成灰。對古人來講，沒有比這個再大的恥辱了，沒有比這個再大的懲罰了。全國的經濟局面、文化局面又出現了混亂，甚至倒退。西元一五八六年，李時珍的家鄉又一次遭受大災，這次大災引發了規模很大的農民反抗，戰火就在李時珍周圍燃燒。他時時刻刻要擔心這部珍貴的稿本和那麼多精美的繪圖毀於兵亂。

西元一五七九年，李時珍不顧年事已高，斷然北上。到哪裡去呢？到明朝的政治、文化中心南京，尋找出版的機會。我們知道，明朝是有兩個首都的，北京和南京，有兩套行政班子，北京有個禮部尚書，南京也有個禮部尚書，北京有什麼官衙，南京就有什麼官衙，南京唯一缺的就是沒有皇帝，皇帝在北京，皇帝只能有一個，別的官都是兩批人馬，所以他到了南京。李時珍利用到南京的機會去了江蘇泰昌，拜見了曾經擔任過湖廣按察使，當時正罷官在家的王世貞。李時珍找王世貞幹什麼呢？原來，他是想請王世貞以文壇主盟的崇高聲望為《本草綱目》寫一篇序。用李時珍的話來講，「願乞一言，以托不朽。」我想請您寫篇序，這樣可以借著您的名氣，使我的這部書成為不朽的作品了。這當然是客氣話，是古代文人之間常有的一種行為。當然李時珍也會想，有一位大家給自己的書寫序，書就比較好出版了吧。所以李時珍才從南京到了泰昌。王世貞不僅答應寫序，而且還留身分和自己相差甚遠的李時珍在他的家裡住了好幾天。不過李時珍所要求的序，王世貞並沒有當場寫出來，知道他寫出來花了多少年嗎？居然是十年，這個序寫出來是十年以後的事情。那究竟是哪一年呢？西元一五九〇年，這一年王世貞去世。王世貞差不多就是為《本草綱目》寫了個序以後就去世了，這是一個非常奇特的淵源，早不寫晚不寫，他拖到西元一五九〇年寫，他寫的序對《本草綱目》做了很高的評價。當然，李時珍對這次南京之行總體來講不能不失望，因為刊印《本草綱目》是他晚年心目中最重要的事情，而這件事情，這次南京之行並沒有能夠解決。

李時珍當年滿懷希望，背著《本草綱目》的手抄本來到王世貞家請序，就是希望《本草綱目》能夠早日出版，然而一個序，尚且拖了十年之久，那麼《本草綱目》又經過了多少年才出版的呢？為這部書耗盡畢生心血的李時珍，有沒有看到自己這部《本草綱目》的問世呢？

西元一五九〇年，李時珍終於盼來了好消息，南京的藏書家、刻書家胡承龍答應將《本草綱目》刻版付印。南京之行的善果在好幾年以後才顯現出來。然而，書雖然可以開始付印，而李時珍卻再也支撐不住了，不久就病倒了。從此以後，這位醫中之聖再也沒有能夠康復。西元一五九三年，李時珍去世，享年七十六歲。而《本草綱目》是在西元一五九六年刻成的，在他去世三年以後。李時珍沒有能夠親眼看到自己的心血變成當時的出版物，不能不說是一大憾事。

那麼《本草綱目》到底有哪些發明和貢獻，請看下一講。

【三、本草耀神州】

明代神醫李時珍和我們現代人的生活有沒有關聯？為什麼《本草綱目》被西方稱為「一五九六年出版的中國百科全書」？李時珍到底為中醫做出了什麼樣的貢獻？

我們已經了解了李時珍一生的主要經歷，那麼做為一個歷史人物，他到底對我們的歷史文化，做出了哪些貢獻？他留給我們後人哪些財富？我們應該怎麼去評價他？怎麼去學習他？毫無疑問，這是講一個歷史人物的題中應有之意。

李時珍離開我們已經有四百多年了，可是，他的影響依然存在，不僅存在，而且影響非常之大。好像李時珍依然生活在我們中間，和我們是同時代的人。我這麼講，不僅沒有誇大其詞，而且是有足夠的證據的。怎麼證明？很簡單，如果大家有空去逛一逛書店，隨時都會看到大量的冠以李時珍大名的書，這些書的目的很清楚，是因為現代好多人還是認為李時珍的好多見解，包括醫學的見解，營養學的見解，在今天依然有效。也有好多現代人，希望能夠借助李時珍這個輝煌的名字，來為自己的著作增色。在書架上，我們隨處可以看到和李時珍相關的書籍。我就有一次這樣的經歷，在一家書店，我很輕易地就看到了五本書跟李時珍相關。我就拿這五本書來做例子和證據，從每本書裡面選一兩個案例，來證明我的說法。

當然，我首先一定要跟大家說明的是，我們是著重從歷史和文化的角度，去解讀一個偉大的歷史人物李時珍。我不是醫生，我也沒有足夠的醫學知識來做什麼保證，所以在接下來的講解中，會提到一些方子，如果大家要去服用的話，最好先去聽聽醫生的意見，我負不了這個責任。請大家一定記住我的這個請求。

第一本書是《名醫李時珍——抗衰老良方》。現代人什麼都可以沒有，但是不能沒有健康。我們什麼都可以接受，但是不能接受衰老。我們不接受，我們要反抗。那麼怎麼抗衰老呢？這部書就是從李時珍身上汲取智慧。

我舉兩個方子：一個方子叫「安神益氣方」。安神益氣大家都懂，他用的是什麼方法呢？用新鮮的麥門冬，麥門冬是一種藥，把它搗爛，攪成汁，和上白蜜，放在銀器當中，長時間地去煮，並且不停地攪動它，攪到什麼樣子呢？像糖一樣，就像小時候吃的那種麥芽糖，挑起來，然後隨溫酒服用，每天堅持就能達到安神益氣的效果。這個方子就是李時珍創制的，見於《本草綱目》，這是一個例子。

第二個方子，「開胃進食方」。現代人不願意胖，但是也不願意胃口不好，吃不下東西。這很矛盾，又要滿足口腹之欲，又不願意長一身贅肉。但是開胃健食總是必須的。這本書裡介紹，用茴香二兩、生薑四兩搗勻，放在一個乾淨的器皿之內，上面覆蓋一張打濕了的紙，蓋上放一宿。然後在銀製的器皿當中，或者石製的器皿當中去炒，炒到黃了焦了，把它磨成末，然後和酒攪拌，做成一粒粒丸子，每次服十丸到二十五丸，用溫酒服下，有開胃健食的功效，可以使人肥健。這方子也是李時珍創制的，他認為這麼開胃健食，以後就使人非常的肥健，健是我們想要的，但肥是我們害怕的。這個方子，也見於《本草綱目》。

第二本書叫《李時珍藥膳菜譜》，現在都講究藥膳，馬路上好多飯店都推出藥膳，那這些飯店根據什麼來做藥膳呢？還是靠著李時珍的大名。這本書裡面舉了兩個例子。第一，赤小豆粥。赤小豆在南方叫「赤豆」。那麼簡單的一味家常粥，我們早餐都會吃，為什麼有資格被列為藥膳呢？依據還是李時珍的觀點。因為李時珍講過，赤小豆「氣味甘，酸，平，無毒」，赤小豆它是沒有毒的，它的功能按照李時珍講，「下水氣，排癰腫膿血，療寒熱，熱中消渴，止瀉痢。利小便，下腹脹滿。消熱毒。散惡血，除煩滿，通氣，健脾胃，令人美食。」李時珍的這段話使得赤小豆粥得以昂然地躋身於藥膳之列，這是一例。

另外一例，胡蘿蔔粥。把胡蘿蔔切碎了以後熬粥。這個也很簡單，胡蘿蔔滿大街都是，但熬成粥怎麼就變得那麼名貴了呢？還能被列為藥膳呢？依據依然出自李時珍。李時珍講，胡蘿蔔「氣味甘，辛，微溫，無毒。」胡蘿蔔和赤小豆一樣，在李時珍的論斷裡都是無毒之物，沒有什麼壞處。所以李時珍講，它的功效「下氣補中，利胸膈腸胃，安五臟，令人健食」。那麼，我們今人來編這個藥膳，最怕的是什麼呢？根據這個藥膳方子，別人吃出什麼事來，誰來承擔責任呢？於是就想到了最高的傳統醫學權威李時珍，而選擇的也就是李時珍在《本草綱目》裡明確論定的無毒的兩味東西。這是第二本書。

第三本書，書名更妙，叫《李時珍，我的私人營養師》。這本書很適合我們現代的白領們，他們非常忙碌，生活節奏非常快，沒時間注意營養補充，這本書裡面介紹了好多營養學上有價值的東西。比如檳榔，檳榔大家都知道，現在南方好多地方還是有嚼檳榔的習慣。就這樣一味東西，那麼小的一個果子，書裡面告訴大家它可以治療好多疾病。舉個例子，用檳榔四兩，橘皮一兩，研成粉末狀，「空心服，生蜜湯調下，可以治口吐酸水」。空腹吃，把檳榔跟橘皮磨成粉，一勺吃到口裡，和著生蜜湯喝下去，就可以治療口吐酸水。胃不好的人，腸胃會有酸水泛起，用這個就可以治療。再舉個例子，把檳榔給燒一下，還是研成粉末狀，塗在患病部位，就可以治療口吻生瘡。還有，把檳榔磨成末，吹到耳朵裡，還可以治療耳朵出膿。這是在這本《李時珍，我的私人營養師》裡邊講到的檳榔的功能。這三種療法全是依據李時珍的《本草綱目》，無一例外。

又比如甘蔗，書裡說，用「甘蔗汁七升，加生薑汁一升，和勻」，把它們和勻了，每天喝可以治療反胃吐食。用「甘蔗汁，青粱米煮粥，可以潤心肺，治療虛熱咳嗽」。可以治療咳嗽，還可以潤肺。這本書裡的這兩個方子全部是李時珍的。

第四本書，好多女士和愛美的女孩子就更感興趣了，叫《李時珍美容藥膳食療》。美容，現在有多種方法，比如通過整容整形，或注射各種藥物。一般人都愛美，但是一般人也都怕疼，如果能夠通過吃東西的方法來解決美容問題，那是最理想的。而且這東西還不能難吃，你不能讓人天天吃苦的東西，漂亮是漂亮，可人的腸胃會不舒服，所以他們就從李時珍那裡去汲取靈感。

選兩個方子介紹給大家：第一個，「桃脯潤膚養顏方」。白桃去掉桃核，用蜂蜜浸泡，每天早晚堅持吃。有什麼效果呢？潤膚、養顏、增白。桃子不難吃，核還給去掉了，又用蜂蜜泡過，當然很美味。可是問題就來了，為什麼要去核製成桃脯，為什麼不能直接吃桃子？因為按照李時珍的理論，桃是有小毒的，它不是絕對無毒的。按照《本草綱目》裡的說法，製成桃脯，可以去掉這裡邊的毒分。所以李時珍講，「作脯食，益顏色。」把它做成桃脯吃了，對人的容顏膚色都很有好處，特別是對增白很管用。

第二個，「櫻桃汁」。它的功效是什麼呢？潤澤皮膚，養顏增白，還是美容方。這個依據同樣來自李時珍的《本草綱目》，因為李時珍認為，櫻桃「性溫，無毒。調中，益脾氣，令人好顏色」。李時珍在《本草綱目》裡早就說明了櫻桃就是令人好顏色的。

第五本，《名醫李時珍治外科、骨科傷病妙方》。我們一般的理解，西醫當然以外科的、手術類的東西見長。其實我們往往會忽略，我們古代中醫在這一方面也是有創獲的，而這本書就完全是從李時珍的《本草綱目》裡，摘引各種各樣的治療方法、方子，來解決外科、骨科的問題，這個例子我就不去舉了。

我想，上面的例子已經足夠說明，李時珍離我們並不遠，四百年的歷史不足以阻隔李時珍和我們今天的生活。當然，李時珍之所以擁有如此崇高的地位，之所以在時隔四百年以後，依然給我們一種和我們生活在一起的感覺，根本原因還是在於《本草綱目》，這一點毫無疑問。

那麼，《本草綱目》到底有哪些重大貢獻呢？它為什麼會有那麼高的地位呢？這是一個很複雜的問題。我們繞不開，但是只能非常簡單地去講。

首先，《本草綱目》對中藥學有傑出的貢獻。中藥學也叫本草學，就這一點而論，李時珍一個人發現了三百七十四種新藥，這個數量實在很大了。這些藥都是李時珍在自己的職業生涯當中，在考察當中，在民間行醫的過程當中，從民間收集來的。其中有好多藥今天已經成為我們的常用藥，比如土茯苓、絲瓜、三七、藏紅花、樟腦、白蠟，在李時珍之前，這些東西都沒被當做藥物看，這些也只不過是李時珍所發現的三百七十四種新藥中的幾種。發現一種新藥已經很難了，何況以一人之力，發現了三百七十四種新藥，所以不能不說這已經是近乎神話和奇蹟了。

當然，李時珍所發現的新藥，有些也有問題。他也會受到時代的限制，受到他所處的歷史環境、歷史條件的限制。我給大家舉一個例子，比如李時珍有一味藥，叫「上元盜取富家燈盞，置床下，令人有子」。上元節就是正月十五，就是元宵節那一天，想辦法到一個比較有錢的人家，去偷他的油燈的燈盞，偷回來擱在床底下，就能夠使不孕之人懷孕生子。我們想一想，這個藥靠得住嗎？當然也沒有人會去試，而且現在也偷不到燈盞。但是這也是李時珍發明的新藥中的一種，所以說他的發現也有局限。

其次，李時珍結合本草，也就是結合藥物去研究藥方，每一味藥物之後都有附方。《本草綱目》只要講一味藥，後面就附一個方子。李時珍曾向各行各業的人收集方子。我們可以看到很多記載，李時珍在民間看病的時候，有的時候有些病人沒有錢來支付醫藥費，他們就把自己平時聽到的，或者當地流傳下來的民間秘方，告訴李時珍。而李時珍的快樂，比收到一大筆診費還高興。也正因為如此，本草綱目收了一萬一千多個藥方，可以說是中國人幾千年來，和各種疾病做鬥爭的經驗的寶貴結晶。一萬一千多個藥方，什麼樣的概念呢？在《本草綱目》之前，最著名的叫《證類本草》，裡邊一共才多少個方子？三千個方子。也就是說李時珍的《本草綱目》收的方子，比在他之前最完備的一部《本草》多出了整整八千多個方子。這個數量是什麼概念？大家可以想像。

中醫理論的重大突破

李時珍發現的新藥的數量之多，《本草綱目》收集的中醫藥方之全，可以說是前無古人，後無來者，這足以說明他對於中醫在藥方和藥學兩方面的傑出貢獻。那麼，李時珍對於中醫理論還有哪些重大的突破呢？

我們前面講的，都是李時珍在藥物學上的貢獻。那麼他在醫學上有什麼貢獻呢？李時珍對脈學、醫案、命門研究都有重大貢獻，但這些都不是我想介紹的。我只想介紹李時珍的特殊的貢獻。在中醫學中，以前對腦的功能闡述較少，李時珍第一次提出，「腦為元神之府」，腦子是人的思維器官。他明確指出，腦是元神之府，揭示了腦是精神活動的總樞紐。這個例子足以說明李時珍在醫學上的貢獻了。

李時珍對於中醫的貢獻還有哪些呢？《本草綱目》被西方稱為「一五九六年出版的中國百科全書」的原因又是什麼呢？

王世貞曾經說過，《本草綱目》乃「格物之通典」，世界聞名的「進化論」的創立者達爾文就把《本草綱目》稱為「一五九六年出版的中國百科全書」。《本草綱目》涉及的無機物、植物、動物數量在一千多種以上，好多人稱李時珍為博物學家，也是恰如其分的。植物藥、中草藥，在《本草綱目》中占了六成，在這方面，李時珍多有創見，也有非常多的發現。我介紹兩個例子，來說明李時珍對外來植物的引進、推廣的研究。

第一個例子，葡萄。我們今天生活當中，很多人都吃葡萄，但是大家應該知道，「葡萄」不是漢語辭彙，而是從西方傳進來的。李時珍講，「葡萄，《漢書》做『蒲桃』，可以造酒。《漢書》言，『張騫使西域，始得此種』。」所以我們看到，李時珍在寫《本草綱目》的時候參考了大量的歷史典籍。他在《漢書》中，注意到這個史實，並且也注意到葡萄可以釀酒。不僅如此，李時珍還提出自己新的看法，他對《漢書》的記載不滿足，他認為張騫通西域前，隴西（甘肅西部）就已經有葡萄了。為什麼呢？因為李時珍發現，《神農本草經》裡面已經把葡萄列為上品，認為葡萄是比較好的東西。所以李時珍還根據自己的醫學知識、藥物學的知識，對中國的傳統史籍提出質疑，提出新的見解。李時珍認為，大規模地在內地種植葡萄應該是在張騫回來以後，但是並不等於說，葡萄是張騫出使西域才帶回來的。現在從好多考古的發現來看，從我們的史學研究來看，李時珍的意見是對的。

第二個例子，西瓜。西瓜也是我們今天經常要吃的，《本草綱目》對它的記載就非常的詳細而有趣。李時珍講，「按胡嶠《陷虜記》言，嶠征回紇，得此種歸，名曰西瓜，則西瓜自五代時始入中國。今則南北皆有，而南方者味稍不及。」李時珍指出，西瓜是從回紇那裡來的。我們知道，在唐或者唐以前，西北有一支少數民族叫回紇。由於一場戰爭，有人在那裡發現了西瓜的種子，就把它引進來，發展到明朝的時候，中國南北都有西瓜了，但南方的西瓜味道不及北方的。我是南方人，曾在北京生活過很長一段時間。我知道，西瓜是北方的甜。我也可以告訴大家，北京的西瓜，沒有新疆的甜。大家到吐魯番去吃西瓜，會發現手是黏的，糖分更高。李時珍的記載非常精確，與我們個人的經驗相吻合。李時珍更指出，「五代之先，瓜種已入浙東，但無西瓜之名，未遍中國爾」，說只不過五代時候的西瓜，還不叫西瓜。當然，可惜的是，李時珍並沒有告訴我們，那個時候浙東地區的西瓜叫什麼瓜。所以我們可以看出，李時珍對這種植物類的研究，是多麼深入，多麼透徹。

中醫的特色之一，就是植物、動物、礦物質、無機物等等都可入藥，因此《本草綱目》不但對於植物有著精深的研究，同時對於動物也有著細緻深入的觀察，而對動物習性的研究，正是為了對其藥用價值進行分析。

《本草綱目》裡邊，有四百多種動物類的藥，分為十七類。李時珍對它們也做了非常細緻、深入的研究和觀察，糾正了許多持續千年的錯誤看法。李時珍是非常有科學精神的人，他親自飼養觀察，甚至親自動手解剖這些動物。這就比起前人來掌握了更多的第一手資料。我們都知道穿山甲，穿山甲主要是吃螞蟻。可是中國古代人認為穿山甲是怎麼吃螞蟻的呢？他們以為，牠是靠晃動甲來引誘螞蟻爬過來，然後把螞蟻吃了。正是李時珍通過解剖，才發現穿山甲是靠自己的舌頭去吃螞蟻的，直接晃舌頭把螞蟻引過來，然後就把螞蟻給吃了。在李時珍之前，人們沒有這個認識，一直認為牠是靠鱗甲來起作用的。

對牛和馬，李時珍也有深入的研究。今天，我們生活在都市裡，我們一般看不著牛和馬，對它們沒有什麼切實的經驗。如果大家到農村去，就會發現好多人非常容易分辨馬和牛是不是病了。他們會講，「馬病則臥，牛病則立」。馬只要生病，它就會趴下，而牛生病了，它反而是站著的。這根本就是李時珍的原話，或者是李時珍從民間汲取了這個智慧，記錄到《本草綱目》裡邊，然後又在民間流傳，成為了大家掛在嘴邊的日常的話。這是李時珍的一個研究。

李時珍對魚類的研究，也特別有意思。比如黃花魚，我們現在很多人冬天要吃黃花魚，李時珍就有這樣的記載，「每歲四月，來自海洋，綿亙數里，其聲如雷。海人以竹筒探水底，聞其聲乃下網，截流取之，潑以淡水，皆圉圉無力。初水來者甚佳，二水、三水來者，魚漸小而味漸減矣」。每年四月份，黃花魚就成群結隊地從海洋游過來，這群魚的隊伍總共有幾里路長，一起游過來的時候，發出很響的聲音。打魚的人拿一個竹筒探到海底下去聽，「嗡嗡」聲來了，就表示黃花魚來了，「截流取之」，全給兜住。幾里路長的黃花魚群，捕上來以後，要用什麼辦法讓黃花魚老實呢？那麼多黃花魚，活蹦亂跳還不把船給弄翻了嗎？沒關係，潑上淡水，只要一潑淡水，黃花魚就沒力氣了，就會老老實實的。而且，第一批來的黃花魚個頭大，比較肥美。第二批、第三批的黃花魚個小了，味道也不行了。這是李時珍的記載。關於這個記載，如果大家到舟山群島，到浙江沿海去問那些漁民，都會得到印證。只不過今天的黃花魚，當然沒以前那麼多了，今天如果要抓到一條野生的黃花魚，那是桌子上的頂級菜餚了。這是李時珍留下的關於黃花魚的記載。

李時珍甚至專門關注過金魚。關於這個，李時珍有記載，而就是這個記載得到了達爾文的高度關注。李時珍講，從宋朝開始，中國才有人開始養金魚，那麼金魚怎麼產子，怎麼變化，李時珍都留下了很詳盡的記載。這是李時珍對魚類的觀察。

《本草綱目》當然不可能跟農學沒有關係，因為它裡面有大量的動物藥、植物藥，李時珍在這方面，也留下好多有價值的資料。我舉三個例子，第一個例子，茶葉。茶葉沒有人不知道的，李時珍詳細地記載了當時茶葉的產地。我們會發現，好多地方，今天不再以產茶出名，但在李時珍的時代是出名茶的。李時珍也指出，茶收稅，始於唐德宗，也就是西元七七九年到八〇五年，中國開始徵收茶葉稅。他還認為，「茶，一木爾」，茶葉只不過是一種植物，但是對國計民生有很大的好處，因為它提供大量的稅收。而在明朝的時候，「與西番互市易馬」，因為明朝的馬不夠，要跟關外的少數民族換馬，拿什麼換呢?茶葉。這是李時珍的一個記載。

第二個例子，我還要提到葡萄，特別是葡萄酒。現在我們大家很提倡喝葡萄酒，適量地飲用葡萄酒對人的心臟，對人的血管都有好處。但是大家知不知道，葡萄酒在什麼情況下是有毒的呢？李時珍講，葡萄酒有兩種：「釀成者，味佳，有如燒酒者，有大毒。」用葡萄釀造而成的葡萄酒，它剛釀造的時候，味佳，非常好；還有一種葡萄酒，它突然會像燒酒一樣那麼濃烈，這種酒就有大毒。大家知道，飲用葡萄酒的時候，一般講究的是開瓶，又叫醒酒，就是讓酒醒一醒，接觸氧氣，讓它把這個酒醒過來。開瓶以後，一般是當天必須喝掉，葡萄酒最好不要隔夜。隔夜以後的酒，第二天味道就變了，就會比較濃烈，再隔幾天，葡萄酒就像燒酒一樣，這個時候葡萄酒就不能喝了。所以，在歐洲飲用葡萄酒是有這個規矩的，打開以後馬上喝掉，隔夜喝不掉的不要喝，這不視作浪費，因為喝出病浪費更大。

第三個例子，筍。我們有很多人喜歡吃筍，很多人也知道筍和竹子的關係。沒有人會認為筍是樹上結出來的，我們當然知道它是跟竹子有關係的。但是到底有什麼關係？難道嫩一點的竹子，就是筍嗎？不是的，李時珍告訴我們，「根下之枝，一為雄一為雌，雌者生筍。」竹子的根，分雌雄兩類，雌的那個根才能生筍，雄的那根，怎麼折騰也生不出筍來。這是李時珍的說法，大家可以去問老農。

除此之外，《本草綱目》對於礦物類的藥物，也進行了獨到的考察和分析，特別是對於石油的描述和利用，要比西方早三百多年。而李時珍還有哪些研究在當時也處於國際領先地位呢？

《本草綱目》還有單獨成立的一篇，就是晶石類，類似於我們的礦物。堪稱十六世紀中國礦物知識的大全，最早引起西方學者關注的，正是《本草綱目》的晶石類。其中有關於石油的珍貴的描述。我們不能想像今天的生活如果沒有石油，我們會怎麼辦？明朝正德年間，西元一五〇六年到一五二一年之間，中國開始由官方主導開採石油。可是大家知道西方發現石油，並且大規模開採是在什麼時候嗎？西元一八五九年。而中國在宋代時就知道有石油，到明朝開始官方開採，而西方要到三百多年以後，才開始去大規模利用石油。李時珍記載，「國朝正德末年，嘉州開鹽井，偶得油水，可以照夜，其光加倍，沃之以水則焰彌甚，溥之以灰則滅。作雄黃氣，土人呼為雄黃油，亦曰硫磺油。近複開處數井，官司主之。此亦石油，但出於井爾。」可見李時珍的知識是多麼的廣博。他注意到嘉州這個地方因為打井，不知道怎麼就打到石油了。李時珍注意到，石油如果著火的話，人們去潑水是不能滅火的，相反會愈燒愈烈，必須用灰去潑才能滅火。這就是在《本草綱目》裡面記載的。

更為可貴的是，李時珍還記載了鉛礦工人的職業病，這在國際上都是很早的。李時珍記載道，「鉛生山穴石間，人挾油燈，入至數里，隨礦脈上下曲折斫取之，其氣毒人，若連日不出，則皮膚痿黃，腹脹不能食，多致疾而死。」鉛礦，在山裡邊曲折蔓延有幾里之長，鉛都是一塊一塊地生在山石之間的。工人拿著油燈，順著礦脈，在裡邊把鉛給鑿下來，如果人待的時間長了，鉛礦裡的氣味就會毒害人的身體，時間長了人的皮膚會萎黃，腹脹不能食，慢慢地人就死了。這是符合鉛礦的情況的。

上面講的，還不足以涵蓋《本草綱目》的全部貢獻和價值，但是我想，這些已經足以讓我們對藥王、醫中之聖李時珍產生由衷的敬意，我們怎麼能不為我們的民族擁有李時珍這樣的人物而倍感自豪和驕傲呢?那麼,李時珍是否有值得我們繼承和學習的獨特的思維方式和研究方法呢?從一個偉大的歷史人物身上,我們後人總是希望學到一些思考和研究的方法,能夠運用到我們日常的生活和工作當中去,換句話說,也許我們並不是醫生,也許我們也沒打算成為醫生,那麼,李時珍能夠給我們什麼啟迪嗎?答案毫無疑問是有的。請看下一講。

【四、聖名傳千古】

李時珍遍嘗百草，以身試毒，以嚴謹的科學態度博採眾長，耗費畢生心血，完成了傳世經典《本草綱目》。做為中醫藥學的集大成者，李時珍是如何蒐集到一萬多個藥方的呢？他又是如何保證這些藥方的準確性和科學性的？對於我們現代人來說，李時珍身上有哪些值得我們學習的地方？

李時珍如果不能在長期的行醫和研究過程中，摸索探究出一套切實可行的、符合科學研究基本要求的思維方式和工作方法的話，是不可能完成《本草綱目》這樣的巨著的。而這正是李時珍留給我們後人的又一筆寶貴的財富，甚至可以說是最寶貴的財富。

我舉一個例子，大家都知道曼陀羅花，它經常在武俠小說裡出現，誰想算計別人，要麻翻他，就用曼陀羅花。曼陀羅花是一種有麻醉作用的藥物，它當然不僅僅是武功不怎麼行的那些江湖人士手中的武器了，在醫療當中也有它的用途。問題是，由於方言不同、記載各異等各方面的原因，在李時珍之前，中醫藥界好多人已經不知道什麼是曼陀羅花了。後來李時珍到武當山訪問藥農，才重新判定了這味重要的藥物。李時珍在當地了解到，原來在武當山叫做「風茄兒」的這種藥就是曼陀羅花。為了判明曼陀羅花究竟有沒有傳說中的功能，李時珍就拿自己的身體做了實驗。傳說中，是怎麼描寫曼陀羅花的功能的呢？「相傳此花，笑采釀酒飲，令人笑；舞采釀酒飲，令人舞。」意思是這種曼陀羅花，如果人們一邊笑一邊去採，採完以後把它釀成酒，喝下去人就會笑，因為人是笑著去採它的；當然這證明它是有一種麻醉作用，有一種幻化作用的。不過有點神乎其神，那人們爬著去採，喝了它以後就爬著？人們翻著跟頭去採，喝了以後就翻著跟頭？那麼李時珍的實驗結果是什麼呢？「予嘗試之，飲須半酣，更令一人或笑或舞引之，乃驗也。」。李時珍明確告訴我們，他嘗過。李時珍把它採來以後釀成酒，他用自己做實驗得出的結果是，必須喝到半醉半醒之間，還得有一個人，在李時珍面前哈哈笑，這個時候李時珍會跟著他哈哈笑；一個人在李時珍面前跳，李時珍也會跟著他跳，否則無用。就是說這個麻醉作用，必須有個外界的引導，並不像傳說的那麼神。自己沒試過，就不會知道藥效。但是試出事來呢？誰也不敢保證。我們知道，在中國古代，一直有一種說法，說神農親自去嘗試各種各樣的植物，一天被毒了七十回，因為他不知道這些植物有毒。這也說明，傳統醫生的職業是有高度的危險性的，有些藥物是必須拿自己的身體去做實驗，去嘗試。李時珍不止一次這麼做過。

神醫李時珍遍嘗百草，以自己的身體做賭注，一次次地試驗各種草藥的功用。在他所撰寫的《本草綱目》中，共發現新藥三百七十四種，記錄藥方一萬一千多則。那麼，這麼多的藥方，大都是如何被發現的呢？

我給大家舉一個例子，第一個，何首烏的來歷和特性。一般人都知道何首烏，在魯迅的小說裡就有何首烏。何首烏有什麼特性？它是怎麼來的？李時珍通過對古代史籍的考察而弄明白了這些問題。

唐代有個僧人叫能嗣，這個僧人本名叫何田兒，五十八歲了，沒有兒子，實在是痛苦不堪，於是就出家了。他晚上睡在山野裡，看見夜色裡面有兩株藤，相距三尺，這兩株藤並不在一起，但是在晚上就相交相纏相繞。能嗣一看，覺得很奇怪。估計能嗣那個時候也餓了，就過去惡狠狠地把這兩株藤的根挖出來，吃了。誰知這一吃，頭髮變黑，連生數子，而且父子的壽命都超過一百六十歲，他的孫子就叫何首烏。那何田兒的孫子何首烏，就把這個秘方給透露出來了，說，我爺爺就是吃的這個東西，才有了俺。我爺爺一百六十歲，俺現在也一百多歲。原來這個藤的名字叫夜交藤，就是夜裡交纏在一起的藤，而自從這個何首烏出來說話之後，大家就用人名替換掉了這個植物名，從此以後它就叫何首烏。何首烏這個人恐怕不是子虛烏有的，唐朝著名的思想家，和韓愈幾乎齊名的李翱，曾經寫過《何首烏傳》，看樣子是有這個人的。李時珍就利用這個美妙的故事，加上自己在醫學上的實驗，判明何首烏「益血氣，黑鬚髮，悅顏色，久服長筋骨，益精髓，延年不老」。

李時珍斷定何首烏是滋補良藥，是黑髮的良藥。所以我們現在看到好多染髮劑都說是從何首烏裡提煉出來的。但是說這個話的人，有多少知道這何首烏原來是個人啊？看看《本草綱目》就知道了。

做為一個獨具慧眼的人物，李時珍把「經史百家，俚諺民謠，稗官野史」中的零碎資料，有心地蒐集起來，加以綜合分類判別，用自己的方法沙裡淘金，從而得到了很多意想不到的成果。還有一個例子，一種糖叫做麥芽糖，不是咱們今天吃的蔗糖，我們小時候還有麥芽糖，現在估計不多了，這是李時珍在閱讀一部叫《集異記》的古籍時悟出來的。古時有一位將軍，被箭射中了眼球，他把箭桿剪斷了，箭頭扎在眼球上，拔都拔不出來，這個將軍並沒有死掉，箭頭就在眼睛上，很痛苦。有一天他做夢，夢到一個胡僧——外國來的僧人，可能就是西域那邊來的僧人，告訴他用米汁，大米熬的米汁，注入到眼球裡，就可以解決問題。這個將軍醒過來後，滿世界地問，這樣行不行？誰也不知道怎麼辦，把米汁怎麼注到眼睛裡？注完了以後怎麼辦？這個將軍不得要領，他就眼球上還插著箭頭，到處跑。終於有一天，有一個和夢裡夢見過的胡僧相貌非常像的一個僧人來化緣，將軍就告訴他這個夢，問他怎麼辦？僧人講，這很簡單，你就拿那個麥芽糖點一下眼球，然後你就可以把箭頭給拔出來了。一試，果然拔出來了，而且不久傷口就好了，但沒有說眼睛是否還看得見。李時珍就從此得到了啟發，用這種麥芽糖治療箭傷。

去偽存真古籍、民間祕方

李時珍廣泛地收集古藥方，博採眾家之長，《本草綱目》所記錄的中草藥種類之全，數量之廣，可以說是前無古人，後無來者。那麼，面對浩瀚的古籍以及民間秘方，李時珍又是如何去偽存真、去粗取精的呢？

研究李時珍的一位非常著名的學者唐明邦教授，他將李時珍的科學研究方法總結為五個方面，「觀察和實驗；分類和比較；分析與綜合；批判繼承；歷史考證。」

唐教授總結為五個方面。我想我還是有重點地向大家做一些介紹。我舉一個例子，染布的藍靛水可以殺蟲，還可以治療噎疾，這也是李時珍從兩則古代故事裡領悟出來的。有一個故事講，唐代有個僧人，老是噎，吃不下東西，幾年吃不下飯，臨去世前就對徒弟講，我死了以後，你們把我的身體解剖一下，把我的胸腔打開看一看，看看裡面是個什麼東西，搞得我苦不堪言。這個僧人圓寂以後，他的徒弟就按照師父的遺言，對遺體進行了解剖，發現裡面有條蟲，取出來以後活蹦亂跳，神氣活現，不論拿什麼藥去對付它，它都不死，相反，還像吃了補藥一樣，精神更好了。拿水去澆它，它也不怕，把水喝乾了，還待在那兒。有一個僧人正好在染布，一看拿它沒辦法，也氣壞了，就順手舀了一勺染布的那個藍靛水往那兒一潑，這蟲就死了。李時珍就從中悟出，原來染布的藍靛水可以殺蟲。

此外，李時珍還引用了另外一個故事來說明這一點。有一個人極其倒楣，怎麼倒楣呢？他喝醉了酒，一頭扎到稻田裡。喝醉了酒的人，一般都比較渴，他就順便喝了稻田裡的水，這一喝把螞蟥喝到肚子裡了。這下就不得了了，喝下螞蟥以後就腹脹，胸脹腹痛，面黃肌瘦，怎麼也醫不好。螞蟥一直在肚子裡，這個人也沒轍。有一天，這個倒楣的人又外出，外出以後口渴，又找不到水，跑到人家家裡看見有一碗髒水，就咕嚕咕嚕喝了。誰知道，這次喝的是染布水，把肚子裡的螞蟥給殺死了，從此以後他的肚子也不疼了。通過這兩則故事，李時珍認定染布的藍靛水，是有殺蟲功效的。

再經過長久的觀察，李時珍就總結出來，靛是藍色染料與石灰做成的，其氣味與藍稍有不同，而其止血、拔毒、殺蟲之功，似勝於藍。他發現，因為有染料和石灰的原因，所以靛有殺蟲的功效。而李時珍由此還揭露了一般的道士、方士的一種把戲，比如民間經常有人噎著或者打嗝兒，吃不下東西，道士或者那些方術之士，經常會叫人去喝染缸裡的水。往往喝了有奇效。但誰都不明白這個道理，認為這道士施了法術，實際上就是因為藍靛水的緣故。

李時珍生活在明朝嘉靖時期，那時，皇帝篤信巫術，在深宮高牆之內，建起了煙霧緲緲的青爐，希望通過煉丹而羽化成仙，長生不老。在皇帝的影響下，百姓也都信奉巫術而遠離了醫術。然而，就在這樣一個蒙昧的時代，李時珍卻堅持以科學嚴謹的態度，耗費畢生的心血著就了傳世經典《本草綱目》。那麼，這本書對巫術都有哪些批判呢？

我們提到過，李時珍一輩子都在和迷信、方術做鬥爭，反對所謂的長生不老和煉丹成仙，在這一方面，李時珍也給我們留下了無比寶貴的遺產。我也給大家舉幾個例子：

第一，批判服菌桂可以長生的說法。道教的典籍講，人只要吃這種菌桂，只要連吃七年，就可以鐵掌水上漂，可以步行水上，長生不死。有個人叫趙陀子，說他吃了二十年以後，這個人居然從腳底板長出好多毛來，每天可以走五百里，力舉千斤。李時珍根據他的醫學經驗，承認菌桂可以「主治百病，善精神，和顏色，為諸藥先聘通使」。李時珍承認菌桂對治療疾病有一定的療效，可以改善精神，一般人如果要服藥，都可以不妨以這個打打底。但是，他對服菌桂可以長生不老的說法嗤之以鼻，認為誇大了。

第二，李時珍還批判了服用水銀可以長生的說法。在煉丹術裡面，對道家、神仙家來講最重要的藥物，就是水銀。在我們的傳說當中，秦始皇陵是注滿了水銀的，因為秦始皇要追求長生不老，因為神仙家認為經常服用水銀可以成仙。李時珍對此當然是不認同的，「水銀乃至陰之精，陰毒之物，無似之者，六朝以下貪生者服食，致成廢篤而喪厥軀，不知若干人矣」。水銀，是陰中之陰，最陰、最毒的東西。漢魏六朝以下，好多人希望成仙，就大量地服用水銀。李時珍指出，這些服用水銀的人，要麼就是中毒殘廢了，要麼就是死了，所以服用水銀對身體是很有害的，這裡李時珍用醫學知識去批駁了錯誤的說法。

第三，批判飲茶可以輕身換骨。茶葉當然是好東西，我們很多人都喜歡喝茶，但是，按照好多神仙家的說法，飲茶的功效很大，可以輕身換骨，也就是說喝著喝著，你就可以飛起來。如果你堅持喝茶，你全身的骨頭可以換一遍，叫輕身換骨，你就快成仙了。李時珍認為，「茶苦而寒，陰中之陰，沉也，降也，最能降火」。《本草綱目》中說，茶是一種陰性的東西，當然它能降火，它在這一方面是好的，但是對於虛寒及血弱之人，飲之既久，則脾胃惡寒，元氣暗損。茶葉並不一定適用於一切人，那些虛寒的、血氣比較弱的人，如果長期地飲用茶葉，是會損傷脾胃，傷元氣的。這樣的批評性的意見，在《本草綱目》裡非常之多，都有一種振聾發瞶的作用。

醫藥科學的學習典範

李時珍雖然批判道教中的迷信成分，但是對於道教中傳承了數千年的精華，卻採取了吸收的態度。他甚至還從道教的傳說中，感悟出了醫學的道理。

李時珍的視野和心胸都極其開闊，他又有豐富的醫療經驗、堅強的意志、科學的方法，所以，他一般總是能夠糾正前人遺留下來的錯誤，發現新的知識。

《抱朴子》裡邊有個故事，說過去有個相國，叫張文蔚，他的花園裡有個黃鼠狼洞，裡邊住了一窩黃鼠狼。有一天老黃鼠狼出去找東西吃，就把四隻小黃鼠狼留在窩裡，這個時候一條蛇爬進去，把四隻黃鼠狼給吃到肚子裡了。老黃鼠狼回來一看，發現洞裡有蛇。那老黃鼠狼，閱歷很豐富，不急，就趴在洞口等著。等那蛇吃飽了，美滋滋地爬出來的時候，老黃鼠狼一口就把蛇咬成兩截，把四隻小黃鼠狼從蛇的肚子裡給救出來了。救出來以後，老黃鼠狼馬上就嚼了好多大豆葉，把大豆葉子給嚼爛了，敷在小黃鼠狼身上。不久，四隻小黃鼠狼就活蹦亂跳，非常健康了。李時珍就從這個歷史故事當中，悟出大豆葉子可能是能夠治療蛇傷的。根據這個例子加以實驗，李時珍在《本草綱目》裡留下一個斷言，「後人以豆葉治蛇咬，蓋本於此。」我們後來人，用大豆葉子去治蛇傷，大概根據就在這裡。

柏葉，吃這個葉子可以健身、長壽。李時珍也是從《抱朴子》裡邊悟出來的。《抱朴子》

裡面記載了一個故事。秦朝末年，天下大亂，秦宮裡面有個宮女叫毛女，大概身上毛特別多而得名，趁亂逃出了秦朝的宮殿。她嚇壞了，跑到山裡面去，但是沒有東西吃。有一個老公公就教她吃松樹柏樹葉，剛開始吃的時候，柏葉的味道非常苦澀。可是後來愈吃就愈吃出味道來了，慢慢也吃慣了，而吃了這個以後，不僅能充飢，而且冬天感覺不到冷，夏天感覺不到熱。到了漢成帝的時候，有一個打獵的人，在終南山看見一個人，沒穿衣服，身上長滿了黑毛，跳過山溝，跨過山澗的溪水，像飛一樣，非常矯健。大家就偷偷地把她包圍住，把她逮住了。從這位黑毛女身上——那個時候應該是黑毛老太太，因為二百多歲了——李時珍得到啟發：吃柏樹的葉子有利於長壽。那麼在《本草綱目》裡的記載中，李時珍就認可了柏葉的治療功效，「輕身益氣，令人耐寒暑，去濕痹……黑潤鬢髮」。柏葉還有美髮的功效。李時珍通過歷史考證的方法，從民間的傳說、歷史記載當中，去發現新的藥物、新的療效，這使得李時珍的整個行醫生涯，煥發出一種出眾的光芒。

李時珍博覽群書，批判地繼承了前人的醫藥學經驗，《本草綱目》代表了明代醫藥學的最高成就，至今仍然被奉為中醫學的經典。然而，就在李時珍完成《本草綱目》的西元一五七八年，西方已經在進行第一次資產階級革命，科技迅猛發展，現代科學已經在逐漸確立。那麼，他們是如何評價李時珍和《本草綱目》的呢？

當時到中國來傳教的法國學者和傳教士巴多明和湯執中，首先向法國學術界介紹了《本草綱目》的內容。怎麼介紹的呢？大家無法想像。一七三五年，一部由他們出版的著作震驚了歐洲學術界，什麼書呢？叫《中華帝國全志》，全面地介紹了當時中華帝國的全貌，而其中的第三卷，就是節錄《本草綱目》。在當時的歐洲學者眼裡，《本草綱目》基本上可以代表中國學術界的自然科學水準。所以，當他們寫一部書來介紹整個中華帝國的時候，毫無疑問，他們要介紹中華帝國的自然科學水準。什麼樣的介紹方式最簡便呢？他們乾脆就把《本草綱目》節錄一段，做為整部書的第三卷。而由此《本草綱目》讓歐洲的學者眼前一亮，為他們打開了通往另一個寶庫的一扇門。至於英國學者對《本草綱目》的反應，我想不會有比生物學家達爾文更好的例子。達爾文是對人類的文明進程產生過根本性影響的，是明確提出進化論的宣導者。達爾文對《本草綱目》讚不絕口，稱它是「一五九六年出版的中國百科全書」。也就是說達爾文根本就不認為《本草綱目》的價值僅僅局限於藥物學，或者醫療學，而認為它是一部百科全書。達爾文在研究進化論的過程當中，有過一篇非常重要的文章《動物和植物在家養環境下的變異》。他是研究進化論的，所以他就要研究原來都是野生的動物、植物，如果放到家養的環境下，會發生什麼進化，會發生什麼退化，會發生什麼變異。這是一篇經典性的論文，而這篇文章裡，他引用的資料，就是李時珍收集的關於雞的七個品種的論述。李時珍在《本草綱目》裡邊，把當時各種各樣的雞都給羅列起來，講牠們之間的不同。所以李時珍在《本草綱目》裡所收集的資料，對像達爾文這樣的科學巨匠都產生了很大的影響和啟發。

李時珍是一名偉大的科學家，他知識淵博，學養深厚，在中國乃至世界文化史上都具有突出的地位，這是任何人都無法否認的。那有沒有一句簡單的話，可以說明李時珍巨大的科學貢獻？我想有。而且說這句話的人，擁有足夠的權威，那就是世界著名的研究中國科學技術史的首席權威李約瑟。李約瑟曾經講過：「李時珍達到了與伽利略、維薩里的科學活動所隔絕的、任何科學家所不能達到的最高水準。」

這句話有點拗口，換一種明白點的說法就是，李時珍是當時歐洲以外的最偉大的科學家。因為在當時，伽利略、維薩里，他們的科學傳統已經在歐洲建立起來了，而在歐洲之外，除了李時珍，任何一個人都不可能達到如此高的科學水準。這是李約瑟對李時珍的定評。

研究李時珍的專家唐明邦教授有一段話講得非常好，可以用來結束我們的李時珍的故事，他說：「李時珍對後世的影響，除了醫學、藥學、博物學等方面，還突出地表現在他的堅韌不拔、勇於探索的創造精神；實事求是、一絲不苟的科學態度；救死扶傷、與人為善的高尚醫德。這些方面都給人以深刻印象，樹立了學習的典範。《本草綱目》對後世醫學發展的影響是無可估量的。」

【附錄】

紀稱望龍光，知古劍；覘寶氣，辨明珠。故萍實商羊，非天明莫洞。厥後博物稱華，辨字稱康，析寶玉稱倚頓，亦僅僅晨星耳。

楚蘄陽李君東璧，一日過予弇山園謁予，留飲數日。予窺其人，晬然貌也，癯然身也，津津然談議也，真北斗以南一人。解其裝，無長物，有本草綱目數十卷。謂予曰：時珍，荊楚鄙人也。幼多羸疾，質成鈍椎；長耽典籍，若啖蔗飴。遂漁獵群書，搜羅百氏，凡子史經傳，聲韻農圃，醫卜星相，樂府諸家，稍有得處，輒著數言。古有本草一書，自炎皇及漢、梁、唐、宋，下迨國朝，注解群氏舊矣。第其中舛謬差訛遺漏，不可枚數，乃敢奮編摩之志，僭纂述之權。歲曆三十稔，書考八百餘家，稿凡三易。複者芟之，闕者緝之，訛者繩之。舊本一千五百一十八種，今增藥三百七十四種，分為一十六部，著成五十二卷，雖非集成，亦粗大備，僭名曰本草綱目，願乞一言以托不朽。

予開卷細玩，每藥標正名為綱，附釋名為目，正始也。次以集解、辨疑、正誤，詳其土產形狀也。次以氣味、主治、附方，著其體用也。上自墳典，下及傳奇，凡有相關，靡不備采。如入金穀之園，種色奪目；如登龍君之宮，寶藏悉陳；如對冰壺玉鑑，毛髮可指數也。博而不繁，詳而有要，綜核究竟，直窺淵海。茲豈僅以醫書覯哉。實性理之精微，格物之通典，帝王之秘錄，臣民之重寶也。李君用心加惠何勤哉。

噫！碔玉莫剖，朱紫相傾，弊也久矣。故辨專車之骨，必俟魯儒；博支機之石，必訪賣卜。予方著弇州卮言，恚博古如丹鉛卮言後乏人也，何幸睹茲集哉。茲集也，藏之深山石室無當，盍鍥之，以共天下後世味太玄如子雲者。時萬曆歲庚寅春上元日，弇州山人鳳洲王世貞拜撰。

——《本草綱目・序》

主講人簡介

錢文忠，一九六六年六月出生，復旦大學歷史系教授，華東師範大學東方文化研究中心研究員，香港漢語基督教文化研究所研究員，季羨林研究所副所長，中國文化書院導師，北京電影學院客座教授，北京大學《儒藏》精華編編纂委員。一九八四年考入北京大學東方語言文學系梵文巴厘文專業，師從季羨林先生。

著有《天竺與佛陀》、《玄奘西遊記》等。

國家圖書館出版品預行編目資料

千古中醫之謎／孫立群等著. -- 初版. -- 臺北市：臉譜出版：家庭傳媒城邦分公司發行, 2009.02
面；　公分. --（心靈養生：FJ2004）
ISBN 978-986-235-009-6（平裝）
1.中醫史　2.文集

413.092　　98000902

心靈養生：FJ2004

千古中醫之謎

作　　者◆孫立群、王立群、郝萬山、紀連海、錢文忠
審　　訂◆郝萬山
責任編輯◆胡文瓊、吳柔思
行銷企畫◆陳玫潾、陳彩玉、王上青
封面設計◆沈佳德

發 行 人◆凃玉雲
出　　版◆相映出版
製　　作◆臉譜出版　城邦文化事業股份有限公司
台北市信義路二段213號11樓
電話：886-2-23560933　傳真：886-2-23419100
發　　行◆英屬蓋曼群島商家庭傳媒股份有限公司城邦分公司
台北市中山區民生東路141號2樓
服服務專線：02-25007718；25007719
24小時傳真專線：02-25001990；25001991
服務時間：週一至週五上午09:30-12:00；下午13:30-17:00
劃撥帳號：19863813　戶名：書虫股份有限公司
讀者服務信箱：service@readingclub.com.tw
城邦網址：http://www.cite.com.tw
香港發行所◆城邦（香港）出版集團有限公司
香港灣仔駱克道193號東起商業中心1樓
電話：852-25086231　傳真：852-25789337
新馬發行所◆城邦（新、馬）出版集團
【Cite（M）Sdn. Bhd.（458372U）】
11, Jalan 30D/146, Desa Tasik, Sungai Besi,
57000 Kuala Lumpur, Malaysia
初版一刷◆2009年2月17日
I S B N◆978-986-235-009-6
售　　價◆260元　HK＄87元
（本書如有缺頁、破損、倒裝、請寄回更換）

（Printed in Taiwan）

原書名：千古中醫故事 原書號：978-7-5366-9751-5 原出版日期：2008年7月第1版